의사가 된 후에야 알게 된
위험한 의학 현명한 치료

똑똑한 헬스북 01
현대의학 바로알기

위험한 의학

의사가 된 후에야 알게 된

김진목 지음

현명한 치료

전나무숲

 전나무숲의 '똑똑한 헬스북' 시리즈는?

의료 소비자를 위해 만든 바르고 쉬운 건강 정보서입니다
의료 소비자에게 실질적인 도움을 주는 건강 및 의학 정보를 전합니다. 전문가 중심의 어려운 건강서나 권위적인 의학서가 아니라, 철저히 의료 소비자 입장에서 필요한 건강 정보를 알차게 소개합니다. 건강한 삶을 원하는 이들에게 꼭 필요한 건강 정보서입니다.

건강한 비판과 실질적인 대안을 전하는 실속 건강서입니다
의료 정보가 부족한 현실 속에서 의학 및 의료의 문제점을 진솔하게 전해 바른 정보를 구축합니다. 편견을 버리고 현행 의학과 건강법의 문제와 한계를 솔직하게 비판하고, 문제점에 대한 실질적인 대안을 비중 있게 소개해 건강 길잡이 역할을 합니다.

주제에 관련된 정보를 편견 없이 전하는 실용 건강서입니다
저자의 전문 영역만을 다룬 좁은 시각의 책이 아니라, 주제에 대한 다각도의 해법을 소개해 정보를 다양화합니다. 또한 해당 건강법과 치료법의 장점만을 알리는 편중된 시각을 벗고, 주제에 관한 긍정적, 부정적 영향을 바르게 전합니다.

질병의 예방·치료에서 중요한 생활요법을 비중 있게 전하는 생활 건강서입니다
오늘날 문제가 되는 대부분의 질병은 병원에서 완치가 불가능하고, 병을 부추기는 나쁜 생활습관을 바로잡지 않는 한 치료가 어렵습니다. 질병의 예방과 치유에서 가장 중요한 생활요법을 비중있게 전합니다.

바른 의식을 가진 저자를 찾아 참된 정보를 전하는 올곧은 건강서입니다
화려한 경력과 간판보다는 바른 의식과 실천적 삶이 돋보이는 저자를 적극적으로 발굴합니다. 올곧은 마음을 가진 전문가를 찾아내고 그들을 통해 의료 소비자들에게 꼭 필요한 바른 정보를 전합니다.

의료 소비자의 주체성과 사회 건강을 추구하는 국민 건강서입니다
의료 소비자를 소외시키는 세상을 변화시키기 위해서는 의료를 소비하는 국민 모두가 먼저 눈을 떠야 합니다. 의료 소비자가 똑똑해질 때, 진정 건강한 세상으로 나아갈 수 있습니다. 우리 국민 모두에게 건강에 대한 주체성을 심어 보다 건강한 세상을 지향해 갑니다.

머리글

의사로서 불완전한 나에 대한
부끄러운 고백서

가슴이 뛰었다. 어릴 적부터 의사가 주인공인 책이나 영화, 텔레비전 드라마를 보면, 특히 주인공이 죽어 가는 사람을 살리는 극적인 장면에서는 정신없이 빠져들었다. 어린 시절 내 의식 속에서 의사는 너무나 '멋있는' 직업이었고, 동경의 대상이었다. 그러면서 자연스럽게 나는 의사가 되겠다는 꿈을 키웠다. 의사로서의 꿈은 치과의사이셨던 선친의 영향도 있었다.

꿈꾸던 대로 나는 의사가 되었다. 병원에서 처음 하얀 가운을 입었을 때 느꼈던 설렘은 26년 전의 일이지만 아직도 선명하게 뇌리에 남아 있다. 가슴속에 오래 품었던 꿈을 이루면서 나는 기쁨과 보람이 충만한 삶이 나를 기다리라고 기대했다.

그러나 현실은 영화나 소설 같지 않았다. 의학은 나날이 발전하고 있는데 치유할 수 없는 환자는 늘어만 갔고, 의학 이론은 실제 임상 현장에서는 맞지 않았다. 환자 앞에서 속수무책인 경우가 많았고, 그러면서 환자의 불신은 커져만 갔다.

나를 더욱 견디기 힘들게 한 것은 '병을 치료하고, 생명을 살린다'는 현대의학의 의학적 치료로 인해 오히려 병을 키우거나 얻는 사람들이 많다는 현실이었다. 의사가 되면서, 환자를 대하고 그들을 치료하면서, 비로소 내가 자부심을 갖고 매달려 온 현대의학의 모순과 한계를 보게 되었고 직업적 회의로 절망을 거듭해야 했다.

게다가 나는 스스로도 만성병 환자였다. 레지던트 1년 차 때 환자에게 전염되어 만성간염 보균자가 되었고, 중년에 접어들면서 간간이 보이던 아토피 증상도 직업적 스트레스가 커질수록 심해져 갔다. 자기 병하나도 제대로 치료할 수 없는 의사라니! 직업적 회의가 극에 달했고, 마침내 나는 현대의학자의 길을 접었다.

현대의학자로서 살기를 포기했지만, 의사의 길마저 접은 것은 아니었다. 나는 본격적으로 대체의학을 공부하기 시작했고, 그러면서 니시의학을 만났다. 자연의학 가운데 하나인 니시의학을 처음 접했을 때는 잘 믿기지가 않았다. 식사와 운동, 생활습관을 바꾸어 난치병을 치료하다니! 오랜 세월동안 과학적 의학관으로 무장한 채 살았던 내게는 그저 '황당하기만' 했다.

일본으로 건너가 니시의학의 맥을 잇고 있는 와타나베 쇼(渡辺正) 박사를 만났고, 그가 운영하는 동경 와타나베 의원에 머물면서 우선 내가 앓고 있는 만성병부터 치료했다. 결과는 놀라웠다. 1주일 만에 지긋지긋한 아토피의 가려움에서 벗어난 것이다. 그 후 간염도 항체가 만들어져 '만성간염 보균자'라는 무거운 굴레에서 해방되었다. '기적'이라는 말은 이럴 때 쓰는 것이리라.

니시의학의 치유 메커니즘을 분자생물학과 생화학 등 현대의학의 과학관에 맞추어 설명할 수는 없다. 그러나 나는 나았다. 중요한 건 '나았다'는 사실이다. 질병으로 고통받는 환자에게 필요한 것은 첨단 의료 테크놀로지와 거창한 의학적 이론이 아니다. 그들에게 필요한 건 '질병을 낫게 해 주는 것'이며 '그 고통을 덜어 주는' 것이다.

나는 니시의학을 통해 많은 것을 배웠다. 가장 큰 깨달음은 '현대의학'이라는 우물 속에 갇혀 있던 내가 더 넓은 세상과 더 많은 가능성이 있다는 사실을 알게 되었다는 것이다. 내 시야의 한계를 어리석게 세상의 한계로 알았구나! 편견을 벗고 세상에 존재하는 수많은 의학과 만나고 싶다! 그렇게 나는 다시 희망을 품을 수 있었다.

현대의학을 부여잡고 번번이 절망하며 보냈던 내 삶은 새로운 희망을 안고 무수히 열린 의학의 길을 즐겁게 탐색하게 되었다. 자연의학의 무한한 가능성과 생활의학의 참된 가치를 나날이 깨달으면서……

이 책은 직업적 회의로 방황하고 절망하며, 그리고 새로운 희망을 키워 온 내 삶의 기록이다. 아울러 의사로서 불완전한 나에 대한 부끄러운 고백서이자, 우리 모두가 기대고 있는 주류 의학인 현대의학의 한계를 드러낸 반성문이기도 하다.

나는 현대의학을 신랄하게 비판하기 위해 이 책을 쓴 것이 아니다. 우리가 전폭적으로 기대고 있는 현대의학의 한계를 제대로 볼 수 있어야 한다는 것을 말하기 위해 썼다. 그 현실을 바르게 깨달을 때 비로소 더 나은 세계로 나갈 수 있다고 나는 믿는다.

현대의학이 이룩한 성과에 도취해 스스로의 문제와 한계마저 외면한다면 환자에게도, 의사에게도, 우리 사회에도 결코 도움이 되지 않을 것이다. 무조건적인 신뢰와 맹신은 발전에 걸림돌만 될 뿐이다. 현대의학이 뼈아픈 자각과 반성을 거치며 진정하게 진보해 가기를 간절히 바라며, 이 부끄러운 고백서를 세상에 내놓는다.

김진목

차 례

머리글 _ 의사로서 불완전한 나에 대한 부끄러운 고백서　6

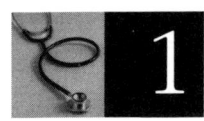 **1 현대의학의 한계로 끝없이 절망하다**

- 환자 앞에서 무기력한 의사　16
- 진보와 첨단에 대한 환상　20
- 과학적 의학의 한계　23
- 근본적인 치유에 속수무책　31
- 부작용 천국을 만든 약물요법　37
- 공격적이고 근시안적인 수술　59
- 사회문제가 된 의원병　69

- 무덤까지 가는 의사의 과실 76
- 병을 부추기는 과잉 치료 79
- 없는 병도 만드는 세상 83
- '질병을 파는' 지능적인 마케팅 95
- 건강염려증을 키우는 예방의학 108
- 말기 의학, 삶이 아닌 죽음의 연장 117
- 고비용 저효율 치료의 대명사 124
- 휴머니즘을 잃은 기계적인 의사 129
- 환자의 권리를 외면하는 병원 137
- 진보를 막는 진부한 제도 141
- 오만한 의학의 닫힌 마음 145
- 자기 병도 못 고친 무력한 의사 149

2 자연의학에서 새로운 희망을 보다

- 니시의학으로 치유한 아토피와 건선, 간염　154
- 쉽게 배우는 니시의학　164
- 집에서 하는 니시식 해독법　184
- 자연의학자로서의 새로운 삶　190
- 자연의학의 무한한 가능성　196
- 자연의학의 현명한 이용　200
- 벽을 허물고 열린 의료로　205

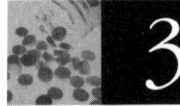

3 똑똑한 환자의 현명한 병원 치료

- 내 병부터 제대로 이해하자　208
- 병원 진료, 꼼꼼히 준비하자　210
- 검사, 똑똑하고 실속 있게 받자　214

- 수술, 신중하게 결정하자　217
- 약, 부작용부터 점검하자　221
- 의료진과 유대감을 형성하자　225
- 치료의 주체로 당당히 서자　227

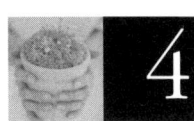

4 생활의학의 무한한 힘

- 병원에 기대지 않는 탈의학화　232
- 생활치료의 참된 가치　235
- 진정한 치유의 열쇠, 면역력　239
- 면역력을 높이는 생활 처방 14수칙　243
- 나만이 나를 치유한다　261

맺는 글 _ 세상의 모든 의학이 손을 잡고 상생하기를　264
참고문헌 _ 268

1
현대의학의 한계로 끝없이 절망하다

환자 앞에서
무기력한 의사

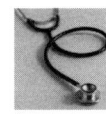내가 인턴이라는 초보 의사로 환자 앞에 처음 선 것은 26년 전이다. 그 시절 나는 잔뜩 긴장한 채 의학 교과서에서 배운 간단한 처치조차 제대로 못 하고 덤벙대는 풋내기 의사였다. 주사기 바늘은 환자의 정맥을 찾지 못해 번번이 헤매었고, 간단한 상처를 봉합하면서도 식은땀을 흘려야 했다. 응급 환자라도 만나면 머릿속이 하얘질 만큼 서투르고 미숙한 시절이었다. 선배들의 노련한 대처에 감탄하면서 주눅이 들곤 했다.

만성적인 수면 부족과 과중한 업무로 '인간의 한계를 시험하는' 고된 인턴과 레지던트 시절을 견딜 수 있었던 이유는 오직 하나였다. '지금은 비록 서투르지만 경험을 쌓으면 내가 꿈꾸던 실력 있는 의사가 될 것이고, 어떤 환자도 척척 볼 수 있을 것'이라는 믿음이 있었기에 힘든

날들을 버틸 수 있었다.

밤낮을 가리지 않고 계속되는 수련을 거치며, 머릿속 지식이 무의식적 지식으로 조금씩 몸에 배면서 나는 풋내기 의사 딱지를 뗄 수 있었다. 신경외과 의사로 인정받기 위한 첫 관문인 개두술(머리를 여는 수술)을 무사히 마치고, 첫 집도 때 썼던 메스를 넣은 기념패를 뿌듯해하며 받기도 했다. 그리고 나는 차차 익숙하고 능숙하게 환자들을 대할 수 있었다.

머리 손상으로 혼수상태가 되어 응급실에 실려 오는 환자를 응급수술로 구해낸 후 의식을 찾은 환자를 대할 때는 더할 수 없이 흐뭇했다. 마치 신이라도 된 양 자부심을 느꼈고, 내가 얻은 지식과 권위에 기쁨을 느끼곤 했다. 그러나 그 건방지고 오만한 기쁨은 그리 오래 가지 않았다.

언제부터인가 나는 조금씩 무력해지기 시작했다. 똑같은 상태의 환자를 수술해도 어떤 사람은 낫는데, 어떤 사람은 오히려 악화되었다. CT(컴퓨터단층촬영)로 볼 때는 전혀 문제가 없는데도 환자는 고통을 호소했다. 그리고 병이 나으면 병원을 찾지 않아야 할 텐데, 계속 병원에 오고 있었다. 만성질환자들은 오랫동안 약을 복용하면서 다른 이상을 호소하기도 했다. '경험을 쌓아 실력을 갖추면 환자를 척척 치료할 수 있을 것'이라는 믿음은 깨졌고, 내가 자부심을 갖고 공부한 의학에 의문이 생기기 시작했다.

현대의학은 과학성, 즉 객관성·재현성·보편성을 바탕으로 세계의 의학이 되었다. 언제 어디서나 누구에게나 인정되는 '객관성', 똑같이 시술하면 똑같은 결과를 얻는 '재현성', 어디에서나 두루 통하는 '보편성'을 바탕으로 한 '근거 중심 의학(evidence based medicine)'이라는 강점을 내세워 전 세계의 주류 의학이 되었다.

그러나 이 과학적 의학이 실제 임상 일선에서는 불확실하기만 했다. 교과서에서 배운 의학이론은 맞지 않을 때가 많았고, 똑같은 질병에 걸린 사람도 동일하게 병이 진행되지 않았다. 같은 증상의 환자를 동일하게 수술해도 결과는 달랐고, 의학의 정설은 계속 바뀌어 갔다. 최첨단 의학을 공부한 의사로 자부하던 나는 불확실하고, 모호하고, 비과학적인 상황 앞에서 번번이 당황했다.

현대의학의 불확실성에 대해 미국의 외과 의사 아툴 가완디(Atul Gawande)는 이렇게 말한다. "우리는 의학을 지식과 처치가 질서정연하게 조화를 이루는 분야라고 생각한다. 그러나 그렇지 않다. 의학은 불완전한 과학이며, 부단히 변화하는 지식, 불완전한 정보, 오류에 빠지기 쉬운 인간들의 모험이며, 목숨을 건 줄타기이다."[1] 외과 의사의 경험을 통해 현대의학의 모호성을 지적한 말이다.

또한 그는 "날마다 외과 의사들은 불확실한 것들과 대면한다. 정보는 불충분하고, 과학은 모호하고, 자신의 지식과 능력은 결코 완벽하지 못하다. 가장 간단한 수술조차 성공적으로 끝난다고, 아니 환자의 생명이 무사할 것이라고 장담할 수 없다"[2]고 말한다. 최첨단을 걷는다는 현대의학의 현실을 진솔하게 지적한 말이다.

인간이 완전할 수 없듯이, 의학 역시 완벽할 수는 없다. 그리고 아무리 첨단 현대의학이라고 해도 질병의 고통을 모두 덜어 줄 수는 없다. 의학이 완전할 수 없기에 임상의학에서 불확실성이 존재할 수밖에 없다는 사실은 나도 분명히 알고 있다.

그러나 내가 품고 있던 회의는 불확실한 세상을 살고 있는 우리가 원초적으로 갖게 되는 그런 의문이 아니었다. 내가 열정을 갖고 공부한 현대의학의 질병관과 의학적 이론에 대한 회의였다.

나는 혼란스러웠다. 내가 믿고 있는 최선의 치료법이 어쩌면 틀릴 수도 있다는 사실이. 고민이 계속되면서 나는 점점 확신이 없어졌고, 환자 앞에서 더욱 무력해져 갔다.

---

1) 아툴 가완디, 『나는 고백한다, 현대의학을』, 16쪽, 소소
2) 아툴 가완디, 『나는 고백한다, 현대의학을』, 17쪽, 소소

진보와 첨단에 대한 환상

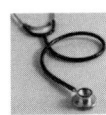   현대의학의 뿌리는 서양의학이다. 고대 히포크라테스 (Hippocrates) 의학으로부터 시작된 서양의학은 19세기 말 감염증을 발견하고, 병원성 미생물을 없앨 수 있는 약을 등장시키면서 세계 의학으로 성장할 빗장을 열었다.

당시 인류의 가장 무서운 적인 병원균을 제압할 항생제가 등장하고, 혈액형을 분류해 수혈이 가능해지고, 마취제를 만들어 외과 수술을 쉽게 할 수 있게 되면서 현대의학은 빠르게 발전했다. 전염병의 공포에서 많은 사람들을 구해 내면서, 그리고 응급 상황에 처한 사람을 수술로 살려 내면서 현대의학은 엄청난 위상을 얻었다.

현대의학은 이후 과학을 본격적으로 도입했다. 산업혁명 이후 영국, 독일, 프랑스에서 태동한 과학적 의학은 2차 세계대전 이후 미국으로 건너가 급성장을 하게 된다. 특히 1910년에 발표된 '플렉스너 보고서(Flexner Report)'는 표준화된 과학적 의학교육의 기준을 제시했고, 이 보고서를 기반으로 의학과 의료제도가 만들어졌다. 그 후 현대의학은 명실상부한 과학적 의학을 자부하며 세계의 주류 의학으로 군림하게 되었다.

현대의학은 빠르게 진보를 거듭했다. 의료 진단 장비의 발달로 인체를 세밀하게 꿰뚫어 보게 되었고, 질병을 분자생물학적 차원으로까지 진단해 냈다. 또한 교통사고와 같은 응급 상황에 처한 이들을 신속하게 구했다. 응급의학과 급성질환, 외과 질환에서 큰 성과를 거두며 인류를 질병의 고통에서 구해 줄 것이라는 기대를 불어넣었다.

현대의학에 대해 부푼 기대감을 가진 것은 의사인 나도 마찬가지였다. 현대의학을 전공하면서 의학의 진보가 사람들을 질병의 고통에서 해방시켜 줄 것이라고 믿어 의심치 않았다. 그런 믿음이 있었기에 열정을 다해 매달릴 수 있었다.

그러나 오늘날 우리의 현실은 어떤가? 병원은 규모를 자랑하며 나날이 번창하고, 첨단 검사 장비는 하루가 다르게 발전하고 있다. 게다가 무슨 난치병에 획기적이라는 신약이 계속해서 쏟아지고, 죽어 가는 사람을 살린다는 첨단 수술법도 속속 등장하고 있다. 그러나 이렇게 최첨단 의료 테크놀로지의 혜택을 받고 있음에도 질병으로 고통받는 사람들은 여전히 존재한다. 아니 질병으로 고통받는 이들이 더욱 늘어만 가고 있다.

첨단이라는 이름으로 무장한 의학은 나날이 발전하고 있지만 온갖 난치병이 난무하고, 의학의 힘으로는 해결하지 못하는 만성병은 늘어나고 있다. 약물 남용으로 내성을 가진 슈퍼 균이 등장하고, 과잉 치료로 인간의 면역력이 저하되고, 또 병원 치료로 인해 오히려 병을 얻는 의원병 환자가 늘어나고 있다. 개인과 나라의 의료 비용 부담이 눈덩이처럼 커지고, 없는 병도 만들 만큼 의료 상업주의가 팽배한 현실 속에서 현대의학이 쌓아 온 절대적인 신화는 무너지고 있다.

오늘날 현대의학은 '병든 사람을 치유할' 책임을 다하지 못하면서 진정한 의학으로서의 존재 가치마저 흔들리고 있다. 아무리 지난날 눈부신 업적을 쌓았다고 해도, 지금 이 순간에 환자를 질병의 고통에서 벗어나게 할 수 없다면 진정한 발전을 이루었다고 볼 수 없다. 그러나 오늘날 현대의학은 그 역할을 제대로 하지 못하고 있다. 이것이 바로 현대의학이 실패했다고 보는 가장 핵심적인 이유이다.

결국 우리가 그동안 보아 온 것은 '첨단' 의학이 아니라, 첨단과 진보에 대한 '환상'이었는지도 모른다. 과대평가되고 있는 현대의학의 현실을 똑바로 보아야 한다. 우리 모두가 신뢰하고 의지하는 주류 의학이기에 더더욱 냉정하게 분석되어야 한다.

지난날 이룩한 성과에 도취해 스스로 부딪친 한계와 문제점마저 외면한다면, 결국 더 이상의 진보는 없을 것이다. 진보는커녕 사람들의 건강을 해치는 '위험한 의학'으로 낙인이 찍힌 채 한없이 추락하게 될 것이다.

과학적 의학의 한계

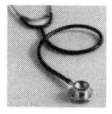 현대의학은 질병의 원인을 파악하기 위해서 병적 현상을 그 출발점으로 삼는다. 그러다 보니 질병의 증상에 따른 진단법이 발달해 '고혈압에는 무슨 약, 당뇨병에는 무슨 약'이라는 식의 획일적인 처방을 내린다. 사람마다 갖고 있는 고유 특성을 보지 않고 단지 질병과 증상에만 매달려 동일한 처방과 치료가 이루어지고 있다.

'병자'는 보지 않고 오로지 '병'에만 매달리는 현대의학은, 병을 앓는 '인간' 중심의 의학이 아니라 '질병' 중심의 의학이 되고 있다. 똑같은 병을 가진 사람이라고 해도 유전적 소인, 연령, 체력, 환경, 심리적 상태, 면역력과 약물 대사 능력 등이 각기 다른데도, 동일한 병명을 가진 수많은 환자들이 천편일률적인 치료를 받고 있다.

이렇듯 환자 개개인의 차이를 인정하지 않기 때문에, 같은 치료를 받고도 효과를 보는 사람이 있는가 하면 부작용이 심한 사람도 있다. 개인의 특성을 고려하지 않는 질병 중심의 획일적인 의학이라는 한계는 현대의학의 불확실성을 가중시키는 하나의 요인이다.

또한 현대의학은 질병 중심의 의학이기 때문에 의료 분화(分化)의 특성을 보이고, 우리 몸의 각 기관도 세분화해서 본다. 임상에서도 외과, 내과, 소아과, 산부인과, 안과, 피부과, 이비인후과, 비뇨기과 등으로 나누어 치료를 한다. 현대의학의 분과는 대략 30개 정도이고, 세부 분과는 수백 개에 이를 만큼 고도로 전문화되어 있다.

우리 몸을 더 작고 더 정밀하게 분석하려는 현대의학은 해부학과 조직학을 발달시켰고, 생명과학 분야에서 세포와 유전자까지 볼 수 있는 시스템을 갖추는 성과를 얻었다. 그러나 부분을 정밀하게 탐구하다가 정작 중요한 '생명의 전체성'은 보지 못하고 있다. 인체를 해부학적으로 접근해 병든 기관의 이상에만 집중적으로 매달리다 보니 '전체적 유기체'로서 환자를 보지 못하는 것이다.

우리 몸은 작은 부품을 조립하면 완성체가 되는 기계처럼, 각 기관과 세포를 모두 조합하면 하나의 생명체가 되는 것이 아니다. 모든 부분을 합한 것 이상의 무엇이 바로 생명체이다. 인체는 스스로를 조직하고 조절하며, 각 부분이 서로 관계를 맺고 균형과 조화를 도모하는 유기체이다. 이런 유기적 시스템, 즉 전체성이 있기에 살아 움직일 수 있는 것이다.

몸에 침입한 병원균을 없애기 위해 항생제를 복용한 결과 병원균은 제압되어도 간질환을 얻는다거나, 통증을 덜기 위해 먹은 진통제로 통증은 줄어도 위장병을 얻는다거나, 암세포를 죽이기 위해 방사선 치료를 하다가 결국 환자의 면역력을 파괴해 암세포도 죽고 환자도 죽는 부작용 폐해가 나타나는 것은 모두 인체를 종합적으로 보지 못하기 때문이다.

우리 몸은 머리끝부터 발끝까지 하나로 연결된 유기체이다. 따라서 어느 한 부위에 병이 생긴다고 해서 병의 원인이 반드시 그 부위에만 있는 것이 아니다. 그럼에도 현대의학은 오로지 병든 부분에만 매달리고 있다. 고도로 전문화된 의료 시스템을 갖춘 현대의학은 우리 몸의 독립된 부분의 실체에 집착하느라 생명체의 전체성을 외면했고, 그로 인해 커다란 벽에 부딪쳤다.

인체를 분절화해서 보는 현대의학은 어떤 상황이든 수치화하고 규격화해서 생물인 인간을 무생물처럼 접근한다. 실제 임상검사에서 사용하는 지표 역시 모두 정량화되어 있고, 가시화된 절대적인 수치를 기준으로 삼는다.

고혈압 진단을 예로 들어 보자. 현대의학은 정해놓은 혈압 기준치 안에 있으면 건강한 것이고, 기준치를 벗어나면 위험하다는 경계를 분명하게 나누고 있다. 낯선 병원에서 검진을 앞두고 긴장한 탓에 잠시 혈압 수치가 높게 나타난 것이라고 해도 그런 상황을 감안하지 않는다. 경우에 따라 크게 심호흡을 하고 다시 마음의 안정을 찾아 측정해 보면 정상 수치로 돌아오는 이들도 있다. 그러나 진단할 당시 그 순간, 즉 찰나적 상태만 보고 규격화된 진단 결과를 적용해 '고혈압 환자'를 만든다.

사람마다 키가 다르고 몸무게가 다르고 폐활량이 다르듯이, 혈압 또한 개인차가 있기 때문에 절대적인 기준치를 정해 놓고 엄격하게 적용하는 것은 모순이다. 똑같은 사람의 혈압도 언제 재느냐에 따라 다르고, 하루 중에도 수시로 변한다. 현대의학에서 말하는 수치는 어디까지나 '표준치'이지 모든 사람에게 적용되는 '정상치'는 아니다.

비록 현대의학이 정한 기준 범위 안에 있지 않아도, 언제나 일정한 혈압 수치를 보이고 몸 상태에 이상이 없다면, 그 사람에게는 정상치가 될 수 있다. 자신의 평상치를 유지하고 있다면, 현대의학이 제시한 평균치보다 높다고 해도 문제가 되지 않는다.

표준 혈압을 초과해 고혈압 환자라는 진단을 받고도 건강하게 사는 이들도 많이 있다. 표준 혈압보다 좀 높다고 해서 당장 약을 복용하는 것이 오히려 몸의 균형을 깨고 면역력을 저하시킨다. 그런데도 현대의학은 규격화된 수치로 우리의 생명과 건강을 결정하며, 그로 인해 많은 문제를 낳고 있다.

최첨단 의료 장비의 한계와 오류

의학적 진단에서 의료 장비에 의한 검사 지표가 규격화되어 있다는 말은, 현재의 검사 시스템으로 측정할 수 없는 질환의 경우에는 '이상이 없다'는 결론을 얻게 된다는 말이기도 하다. 환자는 분명 어떤 이상으로 고통을 호소하는데, 이상이 없다는 진단을 받게 되는 경우를 말한다. 오늘날 많은 '원인 불명성' 질환자들이 바로 그런 예이다.

최첨단 의료 장비라고 해도 질병의 초기 전구 증상, 즉 병으로 나타나기 직전의 단계에서는 병의 상황을 제대로 알 수 없는 경우가 많다. 아무리 발달한 진단 장비라고 해도 인체의 정교하고 미세한 메커니즘을 모두 밝힐 수는 없다. 현대의학 시스템으로 원인을 알 수 없는 경우에는 대개 '신경성'이나 '스트레스성' 등의 병명을 얻게 된다. 특히 인체의 구조적 이상인 기질성 질환과 달리 기능성 질환의 진단에서는 많은 허점을 보여 왔다.

현대의학의 질병관은 인체 기능의 변화는 구조의 변화 때문이라고 보고 있다. 즉 위장 기능에 이상이 생기는 것은 그 위장의 구조에 변화가 있다는 시각이다. 코넬 대학교 의과대학 교수이자 내과 의사인 에릭 카셀(Eric J. Cassell)은 이렇게 말한다.

"한 환자가 요통을 호소해 X선 촬영을 한다. 만약 X선 촬영에서 탈출한 척추간판이나 다른 구조적 이상을 보이지 않는다면 이 환자는 '아무 이상 없다'는 대답만 듣게 될 것이다. 하지만 이 경우에도 분명 무언가 이상이 있음에 틀림없다. 그렇지 않다면 허리가 아플 리 없기 때문이다. 그런데 고전적 질병이론에 따르면, 이 경우는 아무런 질병도 존재하지 않는다. 환자가 아무리 고통스러워하더라도 구조적 변화가 없다면 질병이라고 할 수 없기 때문이다."[1]

현대의학은 첨단 과학적 장비와 지표를 이용한 진단을 하므로 정확할 것이라는 관념 또한 잘못된 것이다. 암 진단을 예로 들어 보자. 현대의학의 메카라는 미국의 경우 암 진단의 오진율이 44%에 이른다는 보고가 있다. 1998년 미국의학협회지에 따르면, 미국 루이지애나 주립대 연구팀이 암 환자 250명을 대상으로 사망 전 진단명을 비교한 결과, 111명이 암이 아니었거나 진단 부위가 잘못된 것으로 나타났다.[2]

우리나라는 오진율에 대한 전문적인 통계 자료가 없다. 그러나 세계보건기구가 2000년 발표한 세계 각국의 의료 수준 평가 결과에 따르면, 우리나라는 부끄럽게도 58위이다. 의료 수준을 감안할 때 오진율이 어느 정도일지 짐작할 수 있을 것이다.

실제 한국소비자보호원에 접수되는 오진에 대한 불만 신고는 만만치 않은 수준이다. 2001년 1월부터 2005년 10월까지 접수된 건강검진 관련 소비자 불만 신고 302건 가운데 19.5%가 오진으로 인한 피해로 나타났다.[3] 또한 1999년 4월부터 2003년 4월까지 암 관련 의료분쟁으로 피해구제를 신청한 154건의 사례 가운데 73.4%가 의사의 오진 때문인 것으로 나타났다.[4]

획일적 · 분석적 · 기계적 의학이 놓친 '생명의 전체성'

현대의학이 드러낸 한계는 인체를 인식하는 그릇된 시각에서부터 비롯된다. 서양 철학에 토대를 두고 있는 현대의학은 정신과 물질, 주관과 객관을 다른 것으로 보는 이원론적 사고에 기초를 두고, 세계를 물질론적이고 기계론적 관점으로 보고 있다. 어떤 물체나 생명체는 모두 그것을 구성하는 요소들로 환원하여 하나하나 나누어 보면 그 본질을 파악할 수 있다는 입장이다. 현대의학의 가장 근본적인 한계가 바로 이 그릇된 생명관에서 비롯된 것이다.

과학기술을 이용해 아무리 인체를 낱낱이 해부해 각 장기의 기능을 완벽하게 이해한다고 해도 그것만으로 우리 몸의 전체적 기능을 이해할 수는 없다. 각 장기 상호간의 작용과 마음의 작용에 대해서도 통찰해야 비로소 인체에 대한 전체적이고 올바른 이해가 가능할 것이다. 질병의 부분만을 분자생물학적으로 접근해서는 결코 전체적 유기체로서의 인간을 제대로 이해할 수 없다.

물질세계, 즉 눈에 보이는 세계에만 매달려 온 현대의학은 가시적인 진단법과 치료법을 선호해 왔다. 병의 원인은 몸에만 있는 것이 아니다. 오히려 눈에 보이지 않는 마음이 스트레스에 시달릴 때 더 많은 병을 얻는다. 그러나 현대의학의 치료법은 눈에 보이는 물질과 몸, 그리고 병든 기관에만 집착한다.

보이지 않는 세계의 존재를 놓쳐 버린 현대의학이 질병을 제대로 치료하지 못하는 것은 어쩌면 당연한 결과인지도 모른다. 물길론직 사고방식에 기초를 두고 발전한 결과, 거대한 벽에 부딪친 것이다. 이것이 바로 우리 모두가 절대적으로 믿고 있는 과학적 의학의 명백한 한계이다.

현대의학은 스스로도 인체를 기계적으로 접근한 데카르트적인 생명관의 한계를 인정하고, 현대에 들어서면서 극단적인 기계론을 접고 생명체의 유기적 관계를 인정하는 움직임을 보이고 있다. 그러나 현대의학은 분석적 · 기계론적 환원주의와 심신이원론에 뿌리를 두고 있기 때문에 그 틀에서 크게 벗어나지 못하고 있다.

---

1) 에릭 J 카셀, 『고통받는 환자와 인간에게서 멀어진 의사를 위하여』, 46쪽, 코기토
2) 황종국, 『의사가 못 고치는 환자는 어떻게 하나?』, 31쪽, 우리문화
3) 경향신문, 2005년 12월 7일자 11면
4) 경향신문, 2003년 6월 6일자 22면

근본적인 치유에
속수무책

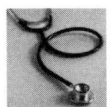지금까지 현대의학은 특정병인설을 토대로 질병에 대처해왔다. 특정병인설이란 특정한 원인이 특정한 질병을 일으킨다는 것으로, 그 원인을 찾아내 제거해야 병이 낫는다는 이론이다. 100여 년 전에 대두된 특정병인론은 자연스럽게 '특효요법'이라는 개념을 낳았다. 해당 질병을 일으키는 특정 원인을 제거하거나 교정하는 데 특별한 효과가 있는 치료법이 따로 있다는 것이다. 그런 효과를 가진 약을 당시에는 '마법의 탄환'이라고 불렀다. 이를테면 감염성 질환의 경우 그 원인균을 죽일 수 있는 항생제를 마법의 탄환으로 이용했다.

특정병인론은 어느 면에서는 설득력이 있지만, 현대인의 만성질환에는 근본적인 해답을 내놓지 못하고 있다. 발병의 원인이 불확실하거나 복합적이기 때문이다. 20세기 초반에는 폐렴, 독감, 콜레라 같은 급성

질환자의 비율이 90% 이상이었다.

그러나 오늘날 병원성 질병은 급격히 줄고 대신 암, 중풍, 심장병, 당뇨병, 고혈압 같은 비병원성(非病原性) 만성질환자들이 대부분이다. 병원균처럼 눈으로 확인해서 죽일 수 있는 병이 아닌 비병원성 만성병에 현대의학은 속수무책이다. 발병의 근본적인 원인이 명확하지 않고 복합적이기 때문에 증상 완화에만 매달리고 있다.

코넬 대학교 의과대학 교수이자 내과 의사인 에릭 카셀은 "항생제를 제외하고는 어떠한 환상적인 치료법도 질병의 원인에 직접 작용하지 않는다"고 말한다. 현대의학의 치료법이 근본적인 치유와는 거리가 멀다는 말이다. 더불어 병원균이 문제가 되는 경우라고 해도, 그 병원균의 존재가 발병의 모든 원인이 아님을 이렇게 설명한다.

"결핵균을 결핵의 원인으로 보는 것은 소박한 해석에 지나지 않는다. 이는 '필요조건'이기는 하지만 '충분조건'은 아니다."[1] 결핵의 발병에서 결핵균은 하나의 기여 요인일 뿐이라는 지적이다. 대부분의 질병은 발병의 원인을 모두 명쾌하게 설명할 수 없다는 말이다.

똑같은 음식을 먹어도 식중독에 걸리는 사람이 있고 아무렇지 않은 사람도 있듯이, 현대의학이 발병의 원인으로 보는 병원균보다는 인체의 면역력에 더 관심을 기울이는 자연의학의 질병관과 일맥상통하는 말일 것이다.

현대의학은 발병의 원인을 정확히 밝힐 수 없기에 근본적인 치료법이 아닌 증상을 가라앉히는 데 주력한다. 병의 원인을 찾아내 바로잡는 근본 치료를 하는 것이 진정한 의술임에도 불구하고, 가시적인 증상만 억누르는 대증요법(對症療法, 병의 원인을 찾기 힘든 경우, 겉으로 나타난 병의 증상에 대응하여 처치를 하는 치료법)이 중심이 되고 있다. 그러다 보니 아무리 오래 치료를 해도 완치되지 않는 병이 많다.

당뇨병을 예로 들어 보자. 현대의학은 당뇨병이 대개 췌장이 인슐린을 충분히 분비하지 못해서 생기는 병이라는 사실은 밝혀냈다. 그러나 췌장이 왜 인슐린을 분비하지 못하는지는 명확하게 알지 못한다. 때문에 밖에서 인슐린을 투입할 수는 있지만, 췌장의 기능을 정상화시키는 근본적인 치료는 하지 못한다. 말하자면 그때그때 임시방편적인 치료를 계속할 수밖에 없는 것이다.

그러다 보니 투입하는 인슐린의 양을 점차 늘려야 하고, 그나마 부분적으로 기능하던 췌장을 완전히 퇴화시키는 결과를 낳기도 한다. 병의 원인을 찾아 바로잡는 '완치요법'이 아니라 증상을 다소 억누르는 '대증요법'의 또 다른 폐해인 것이다. 증상 완화에만 급급한 현대의학의 근시안적인 치료는 이렇듯 새로운 문제를 낳고 있다.

증상 완화에만 급급한 근시안적 치료

오늘날 대부분의 만성병 치료는 대증요법이 중심이 되고 있다. 그런데 우리가 고통을 호소하는 증상들은 사실 인체의 치유 작용인 경우가 많다. 우리 몸에 이상이 생길 때 그 이상을 바로잡으려는 면역계의 대응

반응이 증상으로 나타나는 것이다.

따라서 어떤 증상이 나타난다면 인체 이상에 대해 우리 몸이 제대로 대응하고 있다고 보아야 한다. 병의 증상이란 대부분 그 자체가 나쁜 것은 아니라는 말이다. 증상이 어디서 나타나느냐에 따라 병명이 붙게 되고, 인체에 이상이 있음을 비로소 알게 되므로 경고용 램프와 같은 역할을 하는 것이다.

증상으로 흔히 나타나는 발열, 통증, 구토, 설사 등을 예로 들어 보자. 이런 증상은 몸 전체로 볼 때 병이라기보다는 오히려 치유 과정이다. 발열은 대체로 체내 온도를 높여 병원균을 죽이거나 과잉 에너지를 소비하기 위한 것이다. 설사와 구토는 나쁜 음식을 먹었을 때 그로 인한 독소를 빨리 몸 밖으로 배출하여 몸을 지키려는 현상이다. 몸에 해로운 것이 아니라, 건강을 회복하기 위한 자연 치유 작용인 것이다. 이렇듯 질병의 증상은 우리에게 위험을 경고하는 동시에 그 자체가 곧 치유 작용인 경우가 많다.

질병으로 나타나는 통증이나 발열, 가려움, 설사 등의 증상이 치유 과정에서 생기는 반응이라고 해도 당장 환자에게는 고통이다. 그래서 환자나 의사 모두 이런 치유 반응을 '골칫거리'나 '제거 대상'으로만 여긴다. 증상을 억누르는 대증요법이 널리 시행되고 있는 이유가 이 때문이다.

증상에 대한 이해가 부족한 환자들은 불쾌한 증상이 가라앉으면 대부분 치료가 되었다고 착각한다. 의사들은 돌팔이라고 불릴 것을 두려 위해서 열심히 증상을 억누른다. 게다가 효능이 강력한 증상 완화제가 속속 등장하면서 대증요법을 더욱 부추기고 있다. 증상을 철저하게 억제하는 강력한 대증요법이 더욱 성행하게 된 것이다.

증상을 억누르면 당장은 편할지 몰라도, 치유 작용을 억제당한 몸은 근본적인 치유의 기회를 잃게 된다. 결국 병은 더 악화되고 계속 약을 먹어야 하는 악순환이 반복되는 것이다. 치유 작용이 계속 억제당하면, 나중에는 면역력을 완전히 잃게 되어 큰 병에 무방비로 노출되는 결과를 낳기도 한다.

증상 완화제는 완치요법이 아니기 때문에 평생 먹을 수밖에 없다. 현대의학은 만성병을 치유하기보다는, 평생 달고 살아야 할 병이므로 약으로 계속 증상을 억누르면서 사이좋게 지내라고 말한다. 고혈압, 고지혈증, 심장병, 중풍, 당뇨병, 아토피 및 알레르기 질환 등 오늘날 병원은 약을 평생 먹어야 하는 환자들로 넘쳐 난다.

'완치요법'이 아닌 '대증요법' 중심의 치료는 결국 장기간의 약물 복용으로 인한 부작용을 낳고 새로운 병을 부추긴다. 증상 완화제의 장기 복용은 몸 전체의 균형을 깨고 면역력을 약화시켜 더 심각한 병을 키우는 환경을 만드는 것이다.

그렇다고 모든 대증요법을 부정하는 것은 아니다. 급성질환으로 증상이 심할 때는 당장 증상을 억누르지 않으면 안 되는 경우도 있다. 그러나 오늘날 급증하고 있는 대부분의 만성병은 증상만 억누르는 과잉 대증요법이 문제를 더욱 악화시키고 있다.

질병의 패턴이 만성병 위주로 바뀌면서 생활 전반에서 환자의 적극적인 일상 관리가 필요한데도 불구하고, 의학은 거기에 걸맞게 변화하지 못하고 있다. 현대의학은 병의 원인을 일상생활의 잘못된 습관보다는 바이러스, 세균, 세포의 돌연변이, 유전 등의 요인에서만 찾으려고 한다. 그러다 보니 원인을 제대로 찾기 힘들거나, 복합적일 경우, 증상에만 매달리며 대증요법의 폐해를 가중시키고 있다. 이것이 오늘날 현대의학이 많은 질병의 치료에 실패한 주된 이유일 것이다.

현대의학은 증상 완화에 주력하는 악습에서 벗어나야 한다. 증상을 막지 않으면서 우리 몸이 스스로 자연 치유 작용을 원활히 할 수 있도록 도와야 한다. 의학의 힘으로 완치가 안 되는 만성병의 경우라면, 환자가 그 병에 대해 올바른 인식을 갖도록 가르쳐야 한다.

만성병은 환자가 스스로 생활 속에서 적극적인 노력을 통해 치료해 나가는 병이라는 사실을 일깨우고, 만성병을 부추기는 나쁜 생활습관을 바로잡기 위해 어떤 노력을 해야 하는지를 구체적으로 교육해야 한다. 이것이 근본적인 치료를 가능케 하는 최선의 치유법이며 '질병의 고통을 줄이는' 의사의 진정한 역할일 것이다.

---

1) 에릭 J. 카셀, 『고통받는 환자와 인간에게서 멀어진 의사를 위하여』, 55쪽, 코기토

부작용 천국을 만든
약물요법

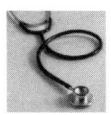
약이란 본래 질병을 치유 예방하는 데 쓰는 인간에게 유용한 물질이다. 현대의학에서 쓰이는 화학 합성 의약품이 등장한 것은 19세기부터이다. 그전까지는 가공하지 않은 생약 자체를 약으로 쓰다가 과학이 발달하면서 특정한 유효 성분만을 추출해 약을 만들게 되었다.

이후 현대의약은 발전을 거듭해 왔고, 약의 종류도 무수히 많아졌다. 현재 국내에서 유통되는 의약품은 대략 2만 8000여 종(2006년 기준)이다. 세계보건기구(WHO)가 간행한 필수 의약품 목록에 실려 있는 효능 물질의 종류가 수백 종인 데 비해, 엄청나게 많은 약이 유통되고 있는 셈이다.

약은 '양날의 칼'처럼 유용성과 위험성을 동시에 갖고 있다. '질병을 치유하는' 본래 역할대로 약이 인류에게 준 가장 큰 혜택은 전염병의 공포에서 어느 정도 벗어나게 해 준 것이다. 약의 발전에 힘입어 현대의학은 세균이 인체에 침입해 일으키는 감염성 질환에서 큰 성과를 낳았다. 현대의학의 발달사에서 약이 차지하는 역할이 커지면서 '병은 약으로 고친다'는 정형화된 의료 패턴이 뿌리내리게 되었다.

그러나 역설적이게도 이 고정관념이 오늘날 질병의 치료를 방해하고 '약으로 오히려 병을 얻는' 약원병(藥原病)을 부추기고 있다. 약에 대한 의존도가 높아지면서 인간의 자연치유력은 약화되었고, 약물 남용의 결과 공포의 내성균이 등장해 생명을 위협하는 등 갖가지 심각한 부작용을 낳고 있다.

약품 천국의 신화가 본격적으로 무너지기 시작한 것은 약에 내성을 가진 병원균이 나타나면서부터이다. 병원균을 죽이는 항생제가 등장하면서 인류는 세균성 질병을 쉽게 치료할 수 있게 되었다. 단시간에 수많은 인명을 앗아가는 전염병을 제압하는 현대의약사에 가장 빛나는 성과를 낳았다.

최초의 항생제인 페니실린의 효과는 실로 기적에 가까웠다. 페니실린은 전쟁에서 부상당한 사람들에게 우선적으로 공급되었는데, 개발 당시 마치 만병통치약처럼 쓰였다. 상처가 썩어서 죽어 가던 병사들, 폐렴에 걸린 수많은 아이들이 페니실린 덕분에 기적처럼 목숨을 구했고, 그 외에도 세균으로 인한 질병에 두루 효과가 있었다.

페니실린 이후 연쇄상구균, 폐렴구균, 임균, 매독균, 결핵균 등에 쓰이는 여러 항생제가 화학적으로 합성돼 개발되었다. 전염병에 대한 백신과 아울러 항생제는 약품 천국의 신화를 낳는 일등 공신이 되었다. 인류는 세균과의 싸움에서 승리를 예상했고, 병원균의 공포에서 완전히 벗어날 수 있을 것이라고 낙관했다.

그러나 확신에 찬 그 기대는 빗나갔다. 세균이 내성, 즉 항생제에 견디는 힘을 갖고 더 강해지면서 새로운 문제를 낳았다. 1941년, 환자에게 처음 페니실린을 투여한 이듬해부터 페니실린에 내성을 보이는 세균이 등장했다. 이들 세균은 포도상구균으로 밝혀졌으며, 그 후 단순히 내성을 보이는 수준을 넘어 병원에서 자주 검출되었고, 환자와 병원 직원이 감염되기 시작했다.

1946년에는 페니실린에 내성을 가진 임질균이 출현해 **빠르게 번지기** 시작했고, 이를 막기 위해 1960년 영국에서는 이전 용량의 50배에 달하는 항생제를 투여하기도 했다. 1980년대에 이르러서는 인체가 감당하기 힘든 고농도의 항생제 용량에도 효과가 없는 내성균이 등장했다.

1994년 미국과 영국에서는 항생물질을 먹고 증식하는 슈퍼 바이러스까지 발견되었다. 당시 해당 균이 크게 번식하지 않아 다행히 큰 문제는 없었지만, 항생제에 의존하는 우리 사회의 미래가 얼마나 위험한지를 경고한 것이다.

항생제 남용으로 무서운 내성균 등장

세균이 항생제에 내성을 갖게 되면 더욱 강력한 항생제가 개발되었고, 또다시 그보다 더 막강한 세균이 등장하는 악순환은 계속되었다. 모든 생명체와 마찬가지로 세균도 진화를 하면서 주변 환경에 적응한다. 세균에게 약은 갑작스런 진화의 계기가 되었고, 세대가 짧기 때문에 새로운 약물에 속속 적응하면서 단기간에 진화, 즉 내성을 가질 수 있었던 것이다.

마치 인간을 비웃기라도 하듯 병원균은 약을 무력화시켰고, 강한 약을 만들면 만들수록 세균을 더욱 강하게 만드는 결과를 낳았다. 현대의학이 이룩한 가장 극적인 업적인 항생제는 이제 역설적으로 현대의학의 문제점을 가장 잘 보여 주는 사례가 되었다.

병원균을 제압하기는커녕 중이염, 비염, 기관지염, 폐렴 등 비교적 가벼운 질환에조차 계속 강력한 내성균이 등장하면서, 오늘날 감염증은 꾸준히 늘고 있다. 이전까지 치료가 가능한 것으로 여겼던 가벼운 감염성 질환으로 사망에 이르는 이들이 생기면서 인류는 새로운 전염병 시대를 맞고 있다.

항생제의 남용은 인체에 이로운 균까지 없애 몸의 균형을 깨는 부작용도 낳았다. 우리 몸에는 해로운 병원균만 있는 것이 아니라, 장내 균이나 피부 상재균 등 인체에 유익한 세균이 함께 기생한다. 이를테면 피부에 있는 이로운 상재균은 병원균이 침입하지 못하도록 막아 주는 역할을 한다. 그러나 병원균을 죽이는 항생제가 이로운 상재균마저 없애서 결국 몸의 면역력은 저하된다. 또한 이로운 상재균이 적어지면 병원균의 침입이 쉬워지므로 여러 가지 병에 걸릴 가능성도 높아진다.

항생제 남용이 부른 갖가지 폐해는 약물 만능주의에 대한 통렬한 비판과 함께 자연과의 공존을 거부한 현대의학의 기본정신을 송두리째 흔드는 결과를 낳았다. 인간과 자연의 관계는 상호 협동하고 의존하는 관계이다. 자연은 인간이 정복해야 할 대상이 아니라, 더불어 살아가야 하는 동반자이다. 모든 생명체를 동반자적 관계로 바라보아야 하며, 세균도 예외가 아니다.

인간은 아득히 오랜 세월동안 병원균을 포함해 수많은 미생물과 함께 살아왔다. 그러나 공존의 원리를 무시하고, 투쟁의 원리로 펼친 공격적인 치료가 항생제 내성균을 등장시켰다. 황색포도상구균을 예로 들어보자. 황색포도상구균은 오랜 세월 인간과 공생해 온 생물이다. 그러나 항생제의 남용으로 사라져 갔고, 일부가 유전자를 바꾸어 살아남는 데 성공했다.

내성을 갖고 살아남은 황색포도상구균은 처음과는 달리 엄청나게 위협적인 존재가 되었다. 자연 상태에서 다른 균과 공생하는 동안에는 대량으로 번식하는 것이 불가능했고, 인간에게 미치는 피해도 미미했다. 그러나 항생제와의 사투에서 살아남은 균은 강한 독성과 번식력을 갖게 되었고, 그 결과 우리를 죽음으로 내몰기도 하는 무시운 내상이 된 것이다. 다른 생명체와의 공존을 거부한 공격적인 약물 치료는 결국 우리에게 그 피해가 고스란히 되돌아오는 비극을 낳았다.

우리나라는 약품 공해의 현실을 단적으로 보여 주는 항생제 내성도가 세계에서 가장 높다. 건강보험심사평가원의 2005년 조사 결과에 따르면, 우리나라 병원의 항생제 처방률은 59.2%로 세계에서 항생제를 가장 많이 쓰는 것으로 나타났다. 항생제 내성률도 80년대 10%에서 20년 동안 7~8배로 급증해, 항생제를 써도 70~80%는 효과가 없는 것으로 조사되었다.

특히 세균을 대상으로 하는 항생제는 바이러스로 감염되는 감기에는 효과가 없는데도, 단순 감기에도 항생제를 과다 처방해 사회적 문제가 되기도 했다. 약을 맹신하고 남용하는 국민성을 잘 말해 주는 사례인 셈이다. 항생제 남용의 심각성을 뒤늦게 깨달은 우리의 보건 당국은 전국 의료기관의 항생제 처방률을 공개하고 나섰고, 다행히 그 사용량이 줄고 있다.

항생제 외에도 모든 약물은 기본적으로 우리 몸의 자연치유력을 약화시킨다. 우리는 누구나 선천적으로 자연치유력을 갖고 태어난다. '면역력', '저항력' 등으로 불리기도 하는 자연치유력은 우리 몸이 스스로 병을 이겨 내는 힘을 말한다.

그러나 약에 의존하다 보면 자연치유력이 저하되고 나중에는 그 기능을 완전히 잃게 된다. 이를테면 배변이 시원치 않다고 해서 계속 변비약을 사용하면, 인체의 대장 기능이 무력해져 나중에는 변비약 없이는 살 수 없게 된다.

약을 굳이 먹지 않아도 나을 병에도 약부터 찾는 사람들에 의해 우리 몸의 치유력은 점점 약해지고 있다. 치유력은 활동할 기회를 주지 않으면 약화된다. 또한 인체의 이상을 바로잡기 위한 치유 과정에서 나타나는 증상, 즉 발열이나 발한, 통증, 가려움, 설사 등을 약으로 억제하다 보면 면역 시스템을 혼란에 빠뜨린다. 쓸데없이 남용하는 약으로 인해 면역계를 교란시키고, 결국 치유력을 완전히 무력하게 만든다.

약을 자주 복용하는 이들이 그렇지 않은 이들보다 각종 질병에 쉽게 걸린다는 사실은 많은 연구 결과를 통해서도 밝혀지고 있다. 우리 몸의 자연치유력을 무시하고 사소한 병에도 약에 의지하다 보면 치유력이 점점 약해져, 나중에는 중병에 속수무책으로 노출되는 결과를 낳는다. 지난 수십 년 동안 간염, 알레르기, 류머티즘성 관절염 등의 질병이 급격히 늘어난 것은 약물 남용으로 면역 기능이 이상을 일으켰기 때문이라고 의학자들은 지적한다.

현대의학의 아버지라 불리는 히포크라테스도 "진정한 의사는 내 몸 안에 있다. 몸 안의 의사가 고치지 못하는 병은 어떤 명의도 고칠 수 없다"는 말로 면역력을 강조했다. 그럼에도 불구하고 오늘날 우리는 약물 남용으로 진정한 치유의 열쇠인 자연 치유 시스템을 도리어 파괴하는 행위를 서슴지 않고 있다. 질병을 치유하고 건강을 회복하기 위해서는 자연치유력을 강화하는 데 무게중심을 두어야 하는데, 오히려 치유력을 떨어뜨리는 모순을 낳고 있다.

부작용 없는 약은 없다

약은 '야누스의 두 얼굴'처럼 유용성과 위험성을 동시에 갖고 있다. 약이 우리 몸에서 약효를 낸다는 것은 기본적으로 독(毒) 작용이 있다는 말이다. 그래서 '약은 곧 독이기도 하다'는 말이 나오는 것이다.

약으로 쓰는 어떤 물질이 병원균이나 종양 세포, 기능을 잃어 가는 장기에 강력하게 작용하면서 인체 전반에 전혀 부작용이 없기를 기대하는 것은 모순이다. 치료 작용이 있으면 그에 상응하는 부작용이 있는 것이 약의 속성이다. 세상에 부작용이 없는 약은 없다는 뜻이다.

중세의 약리학자이자 약물학의 아버지라 불리는 파라셀수스(Paracelsus)도 "모든 약은 바로 독이다. 다만 사용량이 문제일 뿐 독성이 없는 약은 없다"고 설파했다. 약물요법은 치료 효과에 비해 약의 부작용이 어느 정도인지를 비교해 이용할지 여부를 결정하는 것이다.

약으로 인한 부작용 피해는 약의 역사와 함께 시작되었다고 해도 과언이 아니다. 인류사와 함께한 약해사건(藥害事件)을 알아보자.

1928년 '트로트라스트'라는 방사선 조영제가 장이나 비장, 림프절의 방사선 촬영에 처음으로 사용되었다. 이 약물은 19년 후에 적은 양으로도 암을 일으킨다는 사실이 밝혀져 세상을 놀라게 했다. 1937년 항생제 '설파닐아마이드'는 부작용으로 신부전증을 일으켜 100명 이상의 사망자를 냈고, 1950년대 항생제 '클로람페니콜'은 재생 불량성 빈혈을 일으켜 많은 피해자를 낳았다. 또 1962년 고지혈증 치료제 '트리파라놀'은 백내장을 비롯한 갖가지 부작용을 일으켰다.

1957년 독일에서 개발되어 임산부의 입덧 진정제로 사용된 '탈리도마이드'는 1950~60년대 세계 48개국에서 1만여 명의 기형아를 출산시키면서 인류 역사상 가장 악명을 떨친 약물이다. 혈액순환 억제 기능이 있는 이 약물을 복용한 임산부들이 팔다리가 짧거나 없는 기형아를 출산해 사용을 금지한 공포의 약물이다. 이 충격적인 사건을 계기로 의학계는 약물 부작용에 대해 본격적인 관심을 갖게 되었다. 모든 약은 체내 대사와 흡수 과정에서 예기치 못한 부작용을 유발할 수 있다는 사실을 인식하게 된 것이다.

그동안 알려진 약의 대표적인 부작용 사례는 항생제의 시초인 페니실린 과민 반응으로 인한 쇼크사, 테라마이신이 함유된 테트라사이클린계 항생제에 의한 치아 변색, 여성 호르몬제에 의한 암, 스테로이드제에 의한 부신 기능 저하와 쿠싱증후군, 항히스타민제에 의한 졸음과 운동신경 둔화, 항생제에 의한 강력한 내성균의 등장, 진통제에 의한 위장 자극과 혈액순환 장애, 위산 분비 억제제에 의한 노화 촉진, 혈압약에 의한 성기능 장애, 당뇨약에 의한 지질 축적과 동맥경화, 항암제에 의한 면역 기능 저하와 발암, 신경안정제에 의한 심각한 약물 중독, 심장 관상동맥 확장제에 의한 간 이상과 백혈구 증대, 교감신경 억제제의 일종인 레셀핀계 강압제에 의한 유방암, 심부전 치료약인 디지탈리스 배당체에 의한 시각장애, 혈전 용해제 헤파린에 의한 혈액응고 장애, 마취제 할로탄과 결핵약 아이소나이아지드에 의한 간 이상, 갑상선 질환제와 철분제에 의한 위장장애, 간질 치료제에 의한 기억력 감퇴, 고지혈증 치료제에 의한 근육 약화, 기관지 확장제에 의한 기관지 염증과 폐렴 등 이루 헤아릴 수 없이 많다.

오늘날 꿈의 신약이라 불리며 등장한 첨단 신약 역시 부작용 피해를 낳고 있다. 2004년 머크사의 관절염 치료제 '바이옥스'를 복용한 2만 7000여 명이 심장질환을 일으켜 일부가 사망한 것으로 추정된다고 미국 식품의약국(FDA)은 발표했다. 이 약은 아스피린을 장기간 복용할 경우 생기는 위장장애를 없앤 '슈퍼 아스피린'으로 불리며 찬사를 받았지만, 심각한 부작용이 밝혀지면서 전 세계 시장에서 회수되었다.

1997년 시판된 워너 램버트사의 당뇨병 치료제 '레쥴린'은 당뇨 치료사를 새롭게 쓸 획기적인 신약으로 세계적인 관심을 모았지만, 간과 심장에 치명적인 손상을 입히는 부작용이 드러났고, 58명의 사망자를 내면서 2000년 퇴출되었다. 1997년 시판된 바이엘사의 콜레스테롤 저하제 '베이콜(스타틴 제제)'은 근육 약화로 횡문근 융해증을 일으켜 1000여 명의 부작용 피해자와 50명 이상의 사망자를 내면서 2001년 시장에서 사라졌다.

또한 고혈압 치료제 '포시코르'는 심장 기능을 저하시키는 심각한 부작용을 낳으며 1998년 퇴출되었고, 진통제 '듀랙트'는 간 손상으로 사망자를 내면서 1999년에, 과민성대장증후군 치료제 '로트로넥스'는 대장을 괴사시키는 심각한 부작용으로 2000년에, 속 쓰림에 쓰는 위장약 '프레팔시드'는 유아의 위산 역류로 인한 구토증에 사용되어 300명 이상의 사망자를 낸 후 2000년 시장에서 사라졌다.

이외에도 해열진통제 '설피린'은 쇼크로 인해 최악의 경우 사망에까지 이를 수도 있으며, 알레르기성 비염 환자에게 처방되는 항히스타민제인 '테르페나딘'은 심장부정맥을 일으킬 수 있는 것으로 밝혀져 2004

년 판매가 중지되었다. 이렇듯 안전한 약품이라고 시판되던 약이 뒤늦게 부작용이 알려지면서 사라진 예는 무수히 많다.

최첨단 과학을 동원해 화려하게 등장한 신약의 부작용 사례는 여기서 그치지 않는다. 우울증을 치료하는 획기적인 신약으로 해피메이커 시대를 연 약물 가운데 하나인 화이자의 항우울제 '졸로프트'를 복용해 온 소년이 잠자던 조부모를 총으로 살해하는 끔찍한 사건이 벌어졌다. 그 후 미국과 영국의 보건 당국은 '졸로프트'를 비롯한 선택적 세로토닌 재흡수 억제제(SSRI) 계열 항우울제가 폭력성을 증가시키고 자살을 부추긴다는 연구 결과를 내놓았다. 행복이란 감정도 약으로 만들 수 있다며 주목받은 신약이기에 적잖은 충격을 주었다.

전 세계적인 관심을 모았던 발기부전 치료제 비아그라도 심장이 약한 사람의 경우 사망에까지 이르게 할 수 있는 부작용이 있다는 사실이 뒤늦게 밝혀졌으며, 시판 7개월 만에 미국에서 130명의 사망자를 내는 피해를 낳았다.

제약회사들은 임상시험을 거치고 관련 기관에 승인을 받은 후 신약을 시판한다. 그런데도 시판 후에 다양한 부작용이 드러나는 것은 임상시험의 한계 때문이다. 신약의 임싱시험은 선상한 사람이나 해당 질병 외에는 전혀 문제가 없는 비교적 건강한 사람을 대상으로 한다. 그러나 실제 약을 복용하는 이들은 임상시험에 참가한 이들보다 건강하지 못한 경우가 대부분이다. 그로 인해 약이 시판된 후에 어린이나 노인, 임산부, 여러 질병을 갖고 있는 만성질환자들에게 치명적인 부작용이 나타나는 것이다.

신약의 평가기간이 충분하지 않다는 것도 문제이다. 새로운 약을 주로 개발하는 다국적 제약사들이 신약의 승인을 신청하는 미국식품의약국의 경우 임상시험 등의 평가기간이 2개월에서 7년 정도이며, 평균 23개월 정도가 소요된다. 그러나 1992년 '전문 의약품 허가 신청자 비용 부담법(PDUFA)'이 통과되면서 초스피드로 신약이 승인되고 있다. 암이나 에이즈처럼 생명을 위협하는 질병의 경우 신약의 평가기간이 길어서 그 혜택을 받지 못하는 환자들이 있다는 여론과 제약사들의 끈질긴 로비로 인해 미국 의회는 이 법안을 통과시켰고, 신속하게 신약을 평가하기 위해 필요한 인력과 재원을 제약회사가 부담하는 '신청자 비용'을 청구할 수 있게 했다.

겉으로 보기에는 효율성을 강화한 합리적인 법안처럼 보이지만, 미국식품의약국의 고유 기능을 흔드는 심각한 문제점을 낳았다. 미국식품의약국이 통제하고 감시해야 할 제약회사로부터 경제적인 지원을 받아 신약을 평가한다는 것은, 이 기관의 독립성과 객관성을 축소시키는 결과를 낳은 것이다. 이때부터 한때 세계 최고의 약품 평가기관이었던 미국식품의약국은 사실상 그 권위를 잃게 되었다.

신약의 승인 속도를 높이려는 취지대로 1992년 이후 신약의 평가기간은 평균 23개월에서 12개월로 절반 가까이 줄었다. 약품의 승인 속도를 우선시하면서, 공공의 보호를 위해 절대적으로 필요한 제품 출시 후 약물 부작용에 대한 감시 감독의 역할은 상대적으로 비중이 낮아졌다.

생명이 위급한 환자들에게 빠르게 신약을 공급할 수는 있었지만, 약물의 안전성을 철저히 평가하고 감시해야 할 미국식품의약국의 역할은 바닥으로 추락했다. 반면 신약을 빠르게 승인받고, 그 약에 대한 감시 기능은 약해지면서, 제약사들은 엄청난 이득을 보게 되었다. 콜로라도 의대 출신의 가정의학과 의사 레이 스트랜드(Ray D. Strand)는 이렇게 말한다.

"한때 완고한 태도로 작은 것 하나도 놓치지 않았던 미국식품의약국이 지금은 변덕스럽게 제약회사에 협력하고 있다. 이제 그들의 고민은 더 이상 '약품을 승인해야 하는가?'가 아니라 오히려 '어떻게 하면 이 약을 승인할 수 있을까?' 이다."[1]

과거 으뜸가는 공공의 감시자이자 수호자라고 믿었던 미국식품의약국이 이제는 객관적인 관찰자가 아니라, 제약사의 협력자라는 말이다. 레이 스트랜드는 약을 승인한 기관에서 부작용에 대해 조사하는 미국식품의약국의 시스템도 문제라고 지적한다.

"약품을 승인했던 사람들이 나중에 그 약이 초래할 수 있는 해로움에 대해 냉정함을 유지하리라고 보기는 어렵다. 그저 자신들이 내린 결정을 어떻게든 방어하려고 할 것이라는 생각이 들지 않는가?"[2] 오늘날 미국식품의약국을 통과한 약은 태생적으로 안전하지 않으며, 그 약에 대한 부작용 감시 기능 또한 기대할 수 없는 상황이라는 말이리라.

1992년 이후 미국식품의약국은 유례없는 속도로 약품을 승인하고 있으며, 생명을 위협하는 질병에 대한 '긴급승인요청'의 경우 전체 승인

시간이 평균 12개월에서 6개월로 줄었다.

생명이 위급한 환자를 위한 긴급승인제도는 제약사들이 이를 악용하는 부작용을 낳기도 했다. 과민성대장증후군 같은 가벼운 질환이나 당뇨병 같은 만성질환에 긴급승인을 이용하면서 철저한 평가 없이 신약이 시판되어 더 큰 피해를 낳았다.

당뇨병 치료제 '레쥴린'은 미국식품의약국 역사상 처음으로 생명을 위협하지 않는 질병에 이용된 긴급승인으로 6개월 만에 최종 승인이 났다. 신약 평가 과정에서 안전성이 제대로 평가되지 않고 시판된 '레쥴린'은 간과 심장에 치명적인 손상을 입히고 많은 사망자를 낸 후 시장에서 퇴출되었다. 대장을 괴사시키는 부작용으로 시판 10개월 만에 퇴출된 과민성대장증후군 치료제 '로트로넥스' 역시 어이없게 긴급승인을 받은 약품이었다.

약품 평가 과정의 문제점은 미국 의회가 1997년 'FDA 현대화 법안(FDAMA)'을 통과시키면서 더욱 커지게 되었다. 이 법안으로 신약은 더욱 신속하게 사용 승인이 났고, 제약사들은 약품을 '라벨 이외의 용도로도' 사용할 수 있게 되었다. 즉 미국식품의약국이 승인하지 않은 질병이나 임상 상황에서도 그 약을 사용할 수 있게 된 것이다. 그로 인해 파생된 문제점 또한 만만치 않았다.

1993년 '프레팔시드'는 속 쓰림에 쓰는 위장약으로 승인을 받았지만, 그 후 라벨 이외의 용도로 사용이 가능해지면서 수유 후 위산 역류로 토하거나 침을 흘리는 영아에게 널리 쓰이게 되었다. 기관 발달이 미숙한 갓난아기의 경우 종종 볼 수 있는 위산 역류 현상은 아기가 자라서 식도가 제대로 발달하게 되면 사라지는 증상이다. 그러나 젖을 먹고 토하는 아기에게 당장 대책이 필요했던 의사들은 프레팔시드를 처방하기 시작했고, 어느 정도 효과가 있는 것처럼 보였다. 그러나 곧 아기의 심장 박동을 불규칙하게 만들어 심장마비를 일으키는 부작용이 발생했고, 300명 이상의 사망자를 낸 후 시장에서 퇴출되었다. 라벨 이외의 용도로 사용한 약은 그 외에도 적잖은 부작용 사례를 낳았다.

세계 최고의 권위를 자랑하는 미국식품의약국의 신약 임상시험 및 평가 과정은 이처럼 많은 문제와 한계점을 보이고 있다. 그로 인해 약이 시판되기 전에 어떠한 부작용이 있는지 제대로 알 수 없는 상황이다. 일반적으로 신약이 시판되고 그 유해 작용이 발견되기까지는 보통 3~7년 이상의 시간이 소요된다고 알려져 있다.

미국의 공공시민건강연구그룹(PCHRG)의 2002년 조사 결과에 따르면, 미국식품의약국이 새로운 약에 경고문을 붙이거나, 아니면 시판 금지를 결정하는 데는 평균 7년이 걸린다고 한다.[3] 이 말은 신약이 나오고 7년 이내에 이용하는 것은 그만큼 위험성이 크다는 말이다. 생명이 위급한 상황이 아니라면, 신약으로 모험을 하는 일은 피해야 할 것이다.

평생 약을 달고 사는 만성질환자가 급증한 것도 오늘날 약의 부작용이 더 커지고 있는 이유 가운데 하나이다. 위험성을 감안해 아주 신중하게 사용해야 하는 약을 너무 쉽게 쓰고, 만성병의 증상 완화를 위해 끊임없이 이용하면서 부작용 천국을 더욱 부채질하고 있다.

어떤 약도 장기간 먹는 것은 위험하다. 오래 먹어야 하는 약이라고 더 오랜 기간 임상시험을 하지는 않기 때문에, 장기 복용 의약품은 대개 임상시험 단계에서부터 안전성이 결여되어 있다고 보아야 한다. 설령 아주 오랜 기간 임상시험을 거친 약이 등장한다고 해도, 장기간 약을 먹는 것은 여러모로 우리 몸에 악영향을 준다.

우리가 복용한 약은 간에서 대사 과정을 거쳐 혈관을 통해 온몸으로 이동하고, 목표물에 가서 약효를 낸 후 남은 찌꺼기는 배출된다. 그러나 약 성분이 100% 몸 밖으로 배출되는 것은 아니다. 아무리 안전한 약이라고 해도 장기간 또는 과다 복용하면 체내에 쌓이게 되고, 시간이 흐르면서 예기치 못한 부작용이 나타날 수 있다.

약물의 장기 복용은 특히 간을 훼손시킨다. 복용한 약물을 체내에서 대사 처리하는 기관은 간이다. 우리 몸의 화학공장이자 해독공장의 역할을 하는 간을 장기간에 걸쳐 혹사시킨다면 당연히 약해질 수밖에 없다. 간염 환자가 거의 없었던 아프리카에 원조를 통해 항생제가 들어간 후 간염 환자가 급격히 늘어났다는 보도는 약이 간기능을 얼마나 손상시키는지를 잘 말해 주는 단적인 예이다. 약을 오래 복용한 사람은 대부분 간기능이 저하되어 있다. 뿐만 아니라 약 성분의 배출 기능을 하는 신장에도 악영향을 미치므로 간, 신장, 위장이 약한 이들은 특히 장기간 약물을 복용하는 것은 피해야 한다.

약물의 장기 복용이 미치는 악영향은 특정 기관에만 국한된 것이 아니라, 우리 몸 전반에 부담을 주고 면역력을 약화시킨다. 하지만 오늘날 문제가 되는 만성병은 약을 계속 먹어야 하는 경우가 대부분이다. 만성병으로 증상 완화제를 달고 사는 이들에게 약물 부작용은 예견된 비극이나 다름없는 셈이다.

오늘날 병원에서는 약을 처방할 때 여러 가지 약을 함께 사용하는 '다제 병용 요법'을 주로 쓴다. 단순한 고혈압의 경우에도 몇 가지 약을 같이 쓴다. 치료 효과를 보강하기 위한 이유도 있고, 처방하는 약으로 생길 수 있는 부작용을 막기 위해 또 다른 약을 쓰기도 한다. 이를테면 통증 완화를 위해 처방하는 진통제가 위장장애를 일으킬 수 있는 경우, 속 쓰림을 억제하는 제산제를 함께 처방한다. 한 가지 약물의 부작용을 막기 위해 또 다른 부작용의 위험이 있는 약을 같이 쓰면서 약해의 위험성은 더더욱 커지고 있다.

오늘날 넘쳐 나는 의약품 광고도 약의 부작용을 부채질한다. 일반의약품의 경우는 소비자가 약품 광고만 믿고 쉽게 현혹되는 경우가 많다. 광고를 보고 있으면 마치 그 약을 먹으면 바로 활력이 샘솟고, 감기가 뚝 떨어지고, 통증도 씻은 듯이 사라질 것처럼 보인다. 이런 무분별한 광고가 약을 함부로 사용하게 만든다. 약만 먹으면 바로 낫는다는 의약품 광고에 무의식적으로 영향을 받는 것이다. 조금이라도 몸에 이상 증상이 나타나면 바로 약국으로 달려가 스스로 의사나 약사가 되어 약을 사는 이들도 있다.

의약품 광고는 해당 약품의 효능만을 강조하고 부작용에 대한 언급은 전혀 없다. 그래서 부작용의 위험성이 없는 안전한 약이라고 착각하게 만든다. 질병을 쉽게 해결해 줄 것처럼 말하는 의약품 광고는 단지 약을 많이 팔기 위해 만든 제약회사의 마케팅 전략일 뿐이다. 약품 광고를 현명하게 수용하는 지혜가 필요하다.

미국의 세 번째 사망 원인, 약물 부작용

근래에 들어 우리에게 가장 큰 충격을 준 약화사건은 2004년 감기약으로 인한 사망 사건이다. 페닐프로판올아민(PPA) 성분이 함유된 감기약을 복용한 직후 출혈성 중풍을 일으켜 사망하거나, 반신마비, 언어장애 등 각종 후유증에 시달린 20여 명의 피해자가 알려져 사회적 파장을 일으켰다. 식품의약품안전청은 2004년 8월부터 출혈성 뇌졸중을 야기할 수 있는 페닐프로판올아민 성분이 함유된 75개 업체의 감기약 167종에 대해 사용을 전면 중지했다. 우리가 흔히 먹는 감기약으로 인한 사망 사건이기에 그 충격이 만만치 않았다.

약은 사람의 생명을 좌우하는 만큼 그 유해성에 대한 의문이 제기되면 당장 사용을 중단하고, 해당 약물에 대한 부작용 검사를 철저히 실시해야 한다. 그러나 우리의 현실은 유해성이 구체적으로 밝혀지기 전까지 계속 사용하는 관행 때문에 더 큰 화를 부르고 있다. 유해성 여부를 검사하는 동안 더 많은 피해자가 생길 수 있는데도, 해당 약물의 확실한 유죄가 밝혀질 때까지는 무죄라는 터무니없는 원칙을 이어 오고 있다.

우리나라에서 사망자까지 낸 페닐프로판올아민 성분의 감기약은 이미 미국에서는 문제가 되어 사용이 중단된 약물이었다. 부작용이 알려진 약물에 대해 발 빠르게 대처를 했다면, 그와 같은 극단적인 피해는 없었을 것이다.

약해의 심각성을 극명하게 말해 주는 부작용 가운데 하나가 '스티븐스-존슨 증후군(피부점막안 증후군)'과 '독성 표피 괴사 융해증(TEN)'이다. 드물기는 하지만, 감기약이나 위장약 등 우리가 흔히 이용하는 약을 복용한 후 온몸의 피부나 점막에 화상을 입은 듯한 증상이 생기거나, 실명하거나 심지어 사망까지 하는 부작용을 일컫는 말이다.

일본 후생노동성의 발표로는 해마다 약 300건의 피해 사례 보고가 있다고 한다. 증상이 발생할 확률은 20만 명 가운데 1명꼴이지만, 사망률은 약 30%에 이르는 무서운 부작용이다.[4)]

스티븐스-존슨 증후군의 초기 증상은 피로감과 관절통이 수반되고, 그 후 고열이나 발진이 나타나 피부가 짓무르며, 입 안이나 눈 등에 염증이 생긴다. 눈의 결막염이 심해져 실명하는 일도 있고, 실명에까지는 이르지 않더라도 시력이 급격하게 떨어질 수 있다.

이 증후군을 일으킬 수 있는 약은 감기약, 위장약, 병원에서 처방된 항생물질, 정신안정제, 통풍 치료제, 진정제, 고혈압 치료제, 녹내장 치료제 등 1000종 이상이다. 아직까지 그 증상이 발생하는 메커니즘이 정확히 밝혀지지 않았기 때문에 치료법도 없는 실정이다. 언제, 누가, 어떤 약으로 발병할지 전혀 예측할 수 없는 상황인 것이다. 그래서 의사나 환자가 제대로 알아채지 못하고 원인 불명의 질환으로 보는 경우도 있다.

일반적으로 우리가 쉽게 접하는 일반의약품도 스티븐스-존슨 증후군을 일으킬 수 있으므로, 발병 확률이 낮다고 해도 가볍게 생각해서는 안 될 것이다. '약'이 얼마나 위험한 '독'이 될 수 있는지를 분명하게 보여 주는 사례이다.

1998년 권위를 자랑하는 미국의학협회지에 실린 논문 「입원 환자에게 나타나는 약물 부작용 발생률」에 따르면, 1994년 미국에서는 220만 명 이상이 심각한 약물 부작용으로 입원했고, 10만여 명이 약물 부작용, 그것도 제대로 처방해서 투여한 약물 부작용으로 사망했다고 한다.[5] 이 논문을 발표한 의사들은 지난 30년간 미국 병원에서 발생한 약물 부작용의 사례를 면밀하게 검토해, 의문의 여지가 있는 것은 제외하고 검증된 사례만을 통계로 냈다고 한다. 즉 그들이 제시한 충격적인 부작용 발생률은 최대 수치가 아니라 최소 수치이다. 그리고 그 수치는 30년 동안 크게 변화가 없었다고 한다.

미국인의 주요 사망 원인을 보면 심장병, 암, 뇌졸중 다음으로 약물 부작용으로 인한 사망자가 높게 나타나고 있고, 이 수치는 교통사고로 인한 사망자보다 높은 것이다. 가정의학과 의사 레이 스트랜드는 이렇게 말한다.

"미국 내에서 네 번째 사망 원인은 적절하게 처방된 약으로 인한 약물 부작용이다. 해마다 10만 명 이상이 사망하고 있다. 여기에 약이 제대로 처방되지 않거나 약물 관리가 소홀해 사망하는 8만 명을 합산한다면, 약물 부작용은 미국의 세 번째 주요 사망 원인이 된다."[6]

미국 외에도 선진국의 경우 대체로 의약품 부작용이 주요 사망 원인인 것으로 나타나고 있다. 우리나라는 통계 자료가 없어 제대로 알 수는 없지만, 유달리 약을 좋아하는 국민성을 감안할 때 약물 부작용의 폐해는 아마 더 심각할 것이다.

오늘날 우리가 흔히 쓰는 약물 가운데 부작용 폐해가 많은 것으로는 부신피질호르몬제(스테로이드제), 항생제, 해열진통소염제, 항히스타민제, 항암제 등을 들 수 있다. 한양대학교 약리학교실 신인철 교수의 2003년 발표에 따르면 항생제, 항암제, 항응고제, 심혈관계 치료제, 항경련제, 당뇨병 치료제, 고혈압 치료제, 진통제, 천식 치료제, 진정수면제, 항우울제, 정신병 치료제, 소화성궤양 치료제 등의 순으로 부작용 빈도가 높으며, 유해 작용의 구체적인 예로는 골수 기능 억제, 출혈, 중추신경계 손상, 알레르기성 피부 반응 등으로 나타났다. 또한 노인, 유아, 중증 신장질환자나 간질환자, 복합적인 수술을 받은 환자들이 부작용을 많이 겪는 것으로 나타났다.[7]

약물 부작용에 관한 보도가 잇따르고 있고, 직접 또는 간접적인 약물 피해자가 늘면서 약을 바라보는 시각도 조금씩 바뀌고 있다. 그러나 약물 부작용을 특정한 약에 한정된 것이라고 생각하는 경향이 있고, 자신이 먹는 약은 의심하지 않는 이들이 많다.

약을 먹어 바로 부작용이 나타난다면 누구나 약에 대한 두려움과 경계심을 갖게 될 것이다. 그러나 대부분의 약해는 바로 나타나지 않고 서서히 드러나며, 병이 악화되어 나타나는 증상과 구별하기도 어렵다. 상황이 이렇다 보니 감기약, 진통제, 위장약, 아토피 약 등 우리가 쉽게 먹는 약으로 인해 훗날 새로운 병을, 그것도 더 심각한 병을 얻을 수 있다는 사실을 정확히 인식하지 못하는 것이다. 약을 먹는 사람은 누구나 부작용이 발생할 위험성이 있으며, 그 어떤 약도 예외일 수 없다.

---

1) 레이 스트랜드, 『약이 사람을 죽인다』, 74쪽, 웅진리빙하우스
2) 레이 스트랜드, 『약이 사람을 죽인다』, 87쪽, 웅진리빙하우스
3) 연합뉴스, 2004년 12월 23일자
4) 미요시 모토하루, 『의사와 약에 속지 않는 법』, 109쪽, 렌덤하우스중앙
5) 레이 스트랜드, 『약이 사람을 죽인다』, 26쪽, 웅진리빙하우스
6) 레이 스트랜드, 『약이 사람을 죽인다』, 27쪽, 웅진리빙하우스
7) 이방헌 외, 『생활 속의 의학』, 283쪽, 한양대학교 출판부

공격적이고 근시안적인 수술

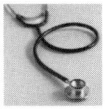 우리 몸 전체의 유기적 관계, 즉 인체의 전체성을 외면해 온 현대의학은 공격적인 치료법을 발달시켰고, 수술도 그 가운데 하나이다. 수술이 응급 상황에 처해 있는 많은 이들의 생명을 구하고, 현대의학을 주류 의학으로 우뚝 서게 한 원동력이 되어 온 것은 사실이다. 그러나 불필요한 수술의 남용으로 인체의 자연치유력을 약화시키고, 부작용을 낳은 것도 부인할 수 없는 사실이다.

현대의학사에는 깊은 상처만 남기고 사라진 많은 수술이 있다. 악명 높은 전두엽 절제 수술이 그 대표적인 예이다. 뇌혈관을 영상화할 수 있는 기술을 개발한 포르투갈의 신경외과 전문의 에가스 모니츠(Antonio Egas Moniz)는 1936년 전두엽과 감정조절 중추와의 연결을 절단하는 수술 방법을 개발했다. 이 방법은 정신병이나 정신지체 장애자를 바로 진

정시키는 놀랍도록 간단한 수술이었다. 많은 정신질환자들이 전두엽 절제 수술을 받았고, 모니츠는 1949년 노벨 생리의학상을 받는 영광을 안기도 했다.

그러나 1950년대 들어서 전두엽 절제 수술을 받은 환자들의 삶이 정신적으로 심하게 손상되었다는 연구 결과가 속속 나오면서, 환자를 진정시키기 위해 그런 손상을 입히는 것은 정당화될 수 없다는 결론을 얻게 된다. '전두엽 절제'라는 말이 황폐화된 지능과 자아 상실을 뜻하는 말이 된 것이다. 미국 병원에서만 연간 수천 건에 이르던 전두엽 절제 수술은 그 후 완전히 자취를 감추었다.

공격적인 치료를 좋아하는 현대의학은 그동안 많은 기관 절제 수술을 시행했다. 인체의 전체성을 무시하고 병든 기관을 잘라 내는 일을 주저하지 않았다. 문제를 일으키는 기관만 떼어 내면 된다고 여겼기 때문에 맹장 제거 수술, 편도선 제거 수술 등 기관 절제 수술을 성행시켰다.

그러나 우리 몸에서 수술로 제거해도 좋을 만큼 불필요한 곳은 없다. 흔히 편도선과 맹장은 없어도 되는 기관이라고 알고 있다. 그러나 이것은 터무니없는 오해이다. 우리 몸에서 온전히 필요 없는 기관은 존재하지 않는다.

편도선은 목을 통해 들어오는 박테리아나 바이러스 등을 걸러 주고 감염에 맞서 싸우는 항체를 만드는 방어체계의 하나이다. 체내로 들어오는 바이러스를 막는 과정에서 편도선이 붓고 열이 나며, 감기에 걸리면 부기가 오래 가기도 한다. 바이러스에 맞서 싸우는 과정에서 나타나는 증상인 셈이다.

　이런 중요한 역할을 하는 편도선을 제거하면 편도선이 붓고 열이 나는 일은 없겠지만, 바이러스나 세균이 체내로 쉽게 들어와, 결국 더 큰 병에 노출된다. 중이염에 걸릴 가능성이 커지고, 더 심각한 병으로 발전하기도 한다. 그런데 눈에 보이는 증상에만 연연해 온 현대의학은 자주 붓고 열이 나는 골치 아픈 편도선만 없애면 된다고 생각했고, 그 결과 편도선 제거 수술을 대대적으로 유행시켰다.

　1930년 뉴욕에 거주하는 학생 1000명을 대상으로 한 조사에 따르면, 당시 11세 된 아동의 60%가 편도선 제거 수술을 받았다고 한다. 나머지 40%의 학생들도 검진을 통해 반 정도가 의사로부터 편도선을 제거할 것을 권고받았다고 한다.[1] 당시 편도선 제거 수술이 얼마나 성행했는지를 알 수 있다. 그러나 우리 몸에서 편도선의 중요한 역할이 알려진 후로 편도선 제거 수술은 주춤해졌다.

　한때 성행했던 맹장 제거 수술도 현대의학의 근시안적인 공격성을 잘 말해 주는 수술이다. 맹장 역시 우리 몸에서 병원균과 싸우는 면역 기능을 담당하고 있어, 여러 가지 질환을 사전에 막는 예방 역할을 한다. 그런데 과거 맹장을 '퇴화된 쓸모없는 기관'으로만 인식했던 의료계는 맹장에 조금만 문제가 생겨도 잘라 내는 수술을 서슴지 않았고, 그로 인해 많은 부작용을 낳았다.

　1975년 미국에서는 78만 4000건의 맹장 수술이 시행되었고, 그 가운데 3000명이 수술 도중 사망했다고 한다. 수술 기록을 보면 대부분 맹장

파열로 복막염이 될 위험성을 막기 위해 한 응급 수술이라고 기록되어 있다. 그러나 제거한 맹장을 병리학 연구소에서 검사한 결과 4분의 1이 건강한 상태였다고 한다.[2]

이런 어처구니없는 결과가 나온 데 대해서 의사들은 나중에 맹장에 이상이 생겨 사망 위험성이 발생할 때까지 기다리는 것보다는 미리 제거하는 편이 더 안전하다는 논리로 합리화했다. 심지어 일부 의사들은 만약의 경우를 대비해 예방 차원에서 맹장을 제거하는 것이 낫다고 주장하기도 했다.

당시 많은 외과 의사들은 다른 이상으로 복부 수술을 하면서 건강한 맹장을 제거하는 '부수적인 맹장 수술'을 권하기도 했다. 생명의 전체성에 대한 인식이 없는 현대의학은 이렇게 파괴적인 치료를 서슴지 않았다.

불과 10년 전에는 담낭 절제 수술도 흔히 하는 수술이었다. 보통 '쓸개'라고 부르는 담낭은 지방의 소화를 돕는 소화액인 담즙을 저장하는, 인체에서 중요한 기관이다. 그런데 담낭에 결석이 생기면 증상이 있든 없든 무조건 잘라 내는 것을 원칙으로 삼았다. 그러나 그 원칙은 변했다. 요즘은 담낭결석이라는 진단을 받아도 제거하지 않는다. 당시 담낭을 제거한 환자는 수술 후 지방을 제대로 소화하지 못해서 또 다른 문제에 시달리고 있다.

인체의 전체성을 보지 않고 병든 기관에만 매달리는 공격적 치료는 적절치 못한 수술을 마구잡이로 권했고, 그로 인해 환자는 불필요한 위험에 노출되거나 또 다른 문제를 안게 되는 경우가 많았다.

이렇듯 의학의 역사에는 한때 성행하던 어떤 치료법이 쓸모없거나 오히려 해가 된다는 사실이 밝혀진 사례가 무수히 많다. 그럼에도 불구하고 현대의학자들은 당대의 의학을 최고의 의술로 여기고 무비판적으로 받아들이고 있다.

인스턴트 의학이라고 불리는 기관 절제 수술이 이런저런 문제를 일으키자, 최근 의학계는 가능한 한 병든 기관을 보존하면서 치료를 하자는 방향으로 전환하고 있다. 그러나 인체의 전체성에 대한 인식 부족으로 공격적인 치료는 여전한 실정이다.

요즘도 흔히 하고 있는 자궁 적출 수술이 그 대표적인 예이다. 자궁 적출 수술이 시작된 것은 중년 여성들에게 자궁은 쓸모없고 병만 일으키는 기관이라는 인식에서 비롯되었다.

1960년대 후반 미국인 의사 라이트(Wright)가 예방 차원에서 중년 여성의 자궁을 제거해야 한다고 주장하면서 자궁 적출 수술이 본격화되었다. "중년 여성의 자궁은 쓸데없이 출혈만 일으키며, 통증을 가중시키고, 암을 유발할 수 있기 때문에 제거되어야 마땅하다"[3]는 주장이었다.

1979년 미국에서는 한 해에 69만 건의 자궁 적출 수술이 시행되었는데, 그 가운데 의학적으로 꼭 필요하다고 볼 수 있는 수술은 5분의 1 정도였다고 한다. 당시 미국의학협회 부회장인 제임스 새먼스는 자궁 적출술의 증가는 여성들에게 '간편한 불임법'이며, 또한 장래에 발생할 수 있는 자궁암의 가능성을 미리 없애기 위한 예방적 차원의 선택이었다고 말했다.[4] 예방 차원에서 하는 자궁 절제 수술이라니! 이 얼마나 위험하고 파괴적인 발상이란 말인가.

미국의 소아과 전문의이자 저명한 의학 저술가인 로버트 멘델존(Robert S. Mendelsohn)은 당시의 상황을 이렇게 말한다. "1975년 미국에서 한 해에만 자궁 적출술을 받다가 사망한 여성이 1100명 이상이라는 사실을 환자들이 제대로 알고 있었다면, 생명이 위험하지도 않은 상황에서 수술을 받아들일 여성이 얼마나 되었을까? 또한 많은 여성들이 수술 후유증을 겪고 있다는 것을 알았다면 수술에 임했을까?"[5]

그는 제대로 된 정보를 전하지 않은 의료계의 상업주의를 통렬히 비판했다. '자궁암으로 죽을 확률보다는 자궁 적출술을 받다가 죽을 확률이 훨씬 더 높았던' 당시의 상황 속에서 그는 "질병 자체보다 현대의학이 행하는 치료가 훨씬 더 위험하다"고 설파하기도 했다.

오늘날 수술 장비나 기법이 발달하면서 수술 사망률은 예전에 비해 현저하게 낮아졌고, 미세 수술까지 곧잘 해내고 있다. 그러나 아무리 의학이 발달해도 절대적으로 안전한 수술은 없고, 아무리 간단한 수술도 예기치 못한 위험이 도사리고 있다. 자궁을 들어내는 자궁 적출 수술은 결코 작은 수술이 아니다. 그럼에도 불구하고 자궁에 물혹만 생겨도 자궁 제거 수술을 하는 경우가 요즘도 많다.

자궁 근종은 자궁막에 생기는 양성 종양, 소위 말하는 물혹으로 중년 여성의 다섯 명 가운데 한 명꼴로 발생하는 흔한 증상이다. 고지방식을 줄이는 등 식생활에 유의하고, 심신의 스트레스를 줄이면 대부분 크게 문제가 되지 않는다. 폐경기가 되어 인체가 자체적으로 생산하는 여성

호르몬의 양이 감소하면 자궁 근종도 대개는 성장이 멈추거나 작아지기도 한다. 물론 경우에 따라 악성 종양으로 발전하는 경우도 있다.

그러나 자궁에 생긴 물혹이 암으로 발전할 수 있는 가능성에 대비해 자궁을 들어내는 수술을 한다는 것은 지나치게 공격적이고 근시안적인 치료이다. 수술 자체의 위험성과 수술 후유증, 그리고 자궁을 들어내고 난 후의 삶 등을 감안한다면, 중년 여성들의 자궁 적출 수술은 재고되어야 한다.

자궁 근종이 자궁암으로 발전하지 않도록 식생활 개선이나 생활습관 교정 같은 안전한 방법을 먼저 찾아야 할 것이다. 자궁 제거를 마치 갱년기 여성의 필수 관문처럼 여기는 의료계의 현실이 안타깝기만 하다.

오늘날 암 환자에게 무분별하게 시행되는 림프절 수술도 문제이다. 인체 방어 기능을 하는 림프액을 여과시키는 림프절은 우리 몸의 곳곳에 분포해 있다. 인체의 여러 조직에서 모인 체액은 림프액으로 변해 림프절 속으로 들어간다. 림프절에는 감염균과 암세포를 제거하는 면역계 세포와 항체가 있어 이물질이나 이상 세포를 처리한다. 세계적인 면역학자이자 일본 니가타 대학 의치학 종합연구과 교수인 아보 도오루(安保徹)는 림프절 제거 수술의 위험성을 이렇게 말한다.

"암세포를 림프절에서 쉽게 발견하는 것은 림프절에서 암세포를 처리하기 때문이다. 따라서 림프절에서 암세포가 발견되었다고 해서, 그 림프절을 제거하는 것은 얻는 것보다 잃는 것이 훨씬 많다. 이 방법은 몸의 방어계를 파괴해서 암의 전이를 촉진하는 의료 행위이다. 림프절을 광범위하게 절제해 버리면, 말초 림프액의 흐름을 차단해서 림프 부종을 유발할 수 있다. 유방암이나 자궁암 수술을 받은 뒤, 림프 부종으로 고생하는 것도 바로 이런 이유 때문이다. 림프 부종은 림프액의 흐름이 막혀서 생기는 것으로, 이는 면역계의 활동을 저하시킨다."[6]

림프절 절제 수술이 면역력을 무력화시켜 병을 더 키운다는 지적이다. 이는 질병 치유에서 중요한 면역 기능을 저하시키는 현대의학의 공격적인 수술법은 주객이 전도된 위험한 치료라는 뜻이다.

절대적으로 안전한 수술은 없다

어떤 수술도 위험이 따른다. 완벽하게 안전한 수술은 없고, 아주 간단한 수술로도 목숨을 잃을 수 있다. 따라서 의사로부터 '안전한 수술이다', '위험성이 극히 낮다'는 말을 들어도 수술을 결정할 때는 신중해야 한다. 모든 외과적인 처치에는 죽음의 그림자가 상존한다는 사실을 염두에 두어야 한다. 응급 상황이 아니라면, 좀 더 안전한 치료법을 먼저 시도해 본 후 수술은 최후의 방편으로 생각하는 것이 좋다.

아무리 간단한 수술이라도 몸에 메스를 가하기 때문에 이미 인체의 완전성을 훼손하는 것이다. 그리고 메스로 절제하는 과정에서 우리 몸의 혈관과 신경조직, 세포조직을 자르게 되므로, 순환 기능과 신진대사를 방해해 면역력의 저하를 불러온다. 또한 병든 기관을 떼어 내는 기관 절제 수술의 경우, 그곳과 연결되어 있던 혈관이나 신경조직이 갈 길을 잃게 되어 대개 몸 상태를 완전히 바꾸어 놓는다.

수술 과정에서 사용하는 마취제도 위험성을 내포하고 있다. 마취로 인한 쇼크, 경련, 구토에 의한 질식, 심장발작 등을 일으킬 수 있고 호흡기, 심혈관계, 신장, 뇌의 기능을 저해할 수 있다. 마취가 직간접적인 원인이 되어 사망하는 경우도 있다. 실제 수술 후 마취에서 깨어나지 못해 사망하는 이들도 있다. 수술 도중이나 이후의 수혈 과정에서 감염 등의 문제가 발생하기도 한다.

마지막으로 문제가 되는 것이 수술 후유증이다. 수술 후 즉각적으로 나타나는 위험 말고도 그 수술이 평생 건강에 문제를 일으킬 수 있다. 수술 합병증으로 인체 일부의 영구적인 손상이나 사망까지도 초래할 수 있으며, 폐렴, 응혈, 쇼크, 감염, 출혈 등의 합병증이 나타날 수도 있다. 수술로 생명은 연장했으나 '죽는 것보다 더한 고통'을 받게 되는 경우도 있다.

수술 후 후유증에 시달리는 사례는 무수히 많다. 허리 수술을 예로 들어보자. 허리 수술(디스크 수술)은 비교적 간단한 수술이라며 많이 권하지만, 수술 후 마비가 오거나, 제대로 걷지 못하거나, 대소변도 가리지 못하게 되는 경우가 의외로 많다. 수술 과정에서 신경이 손상되거나, 수술 부위의 출혈이 혈종(핏덩어리)으로 이어져 신경을 계속 압박하는 경우도 있다. 신경은 한 번 손상되면 좀처럼 회복되기 힘들다.

한국소비자보호원이 2004년에 발표한 '척추 수술 관련 소비자 피해 실태조사'에 따르면 1999년부터 2003년까지 접수된 척추 질환 관련 소비자 피해구제 건수 187건 가운데 수술 관련 피해 사례가 164건으로 전체의 87.7%를 차지했다. 이 가운데 척추 수술 부작용으로 2차 치료나 수술을 받은 이후에도 증상이 악화되어 마비 등의 장애가 남은 경우가 89건(54.2%)에 달했으며, 심지어 사망한 경우도 8건(4.9%)으로 집계되었다. 질환별로는 통상 디스크로 알려진 추간판탈출증이 50.5%, 그 다음으로 척추관협착증, 척추만곡증, 골절 등의 순이었다.[7]

의사는 당장의 의학적 처치를 중시하기 때문에 환자의 편안함과 미래의 안녕까지 고려하지 않는 경우가 대부분이다. 그러다 보니 수술 자체가 목적이 되어 버리는 경우도 많다. 그러나 수술에 성공을 해도 회복 상태가 순조롭지 못하거나, 수술이 원인이 되어 합병증을 일으키거나, 후유증에 시달리는 등 수술 이후의 삶의 질에 문제가 되는 경우가 많다는 사실을 알아야 한다. 수술 이후의 삶이 질병 자체보다 더 나쁠 수도 있으므로 수술을 결정할 때는 신중해야 한다. 특히 환자가 자신의 질병을 제대로 이해하지 않은 채 수술을 결정하는 일은 결코 없어야 한다.

---

1) 외르크 블레흐, 『없는 병도 만든다』, 86쪽, 생각의 나무
2) 로버트 S 멘델존, 『여자들이 의사의 부당 의료에 속고 있다』, 144쪽, 문예출판사
3) 외르크 블레흐, 『없는 병도 만든다』, 160쪽, 생각의 나무
4) 로버트 S 멘델존, 『여자들이 의사의 부당 의료에 속고 있다』, 157~158쪽, 문예출판사
5) 로버트 S 멘델존, 『여자들이 의사의 부당 의료에 속고 있다』, 160~161쪽, 문예출판사
6) 아보 도오루, 『면역처방 101』, 114~115쪽, 전나무숲
7) 한국경제신문, 2004년 10월 27일자 1면

사회문제가 된 의원병

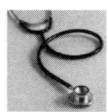 현대의학이 가진 근본적인 한계로 발생하는 부작용 폐해는 오늘날 심각한 사회문제가 되고 있다. 20세기 최고 지성 가운데 한 사람으로 꼽히는 독일의 사회학자 이반 일리히(Ivan D. Illich)는 현대의료는 질병을 성공적으로 치료하기보다는 "치료 행위 자체에서 야기되는 질환, 즉 병원병(病院病)을 만들었다"[1]고 지적한다. 질병을 퇴치하고 건강을 증진시킨다는 현대의료가 한편으로는 질병을 생산하고 건강을 파괴하는, 복원과 파괴의 양면성을 띠고 있다는 말이다. 그래서 병에 대해 절대 권위를 가진 의사가 병을 고치는 것이 아니라, 오히려 의원성 질환을 만든다고 강조한다.

오늘날 심각성을 더해 가는 의원병(醫原病)이란 의료 행위를 통해 얻는 모든 질병을 일컫는 말이다. 의료 현장에서 발생하는 과오로 의료사

고의 범주에 속하는 의원병은 예방접종 및 투약 과실, 수술 과실, 관리 소홀 등 병을 치료하다가 오히려 새로운 병을 얻는 것을 말한다. 우후죽 순처럼 생겨나는 병원, 홍수처럼 쏟아지는 각종 의약품, 상업주의의 의료 관행 속에서 우리는 의원병에 휘둘리고 있다.

1994년 하버드 대학 의원성 장애 연구 그룹은, 미국의 전 병원에서 해마다 18만 명의 환자가 의료사고로 사망하고 있다고 발표했다.[2] 미국의 병원 정보 제공회사인 헬스그레이드의 조사에 따르면, 2000년부터 2002년까지 미국에서 의료사고로 인한 사망자는 약 60만 명이며, 매년 평균 19만 5000명이 의료사고로 사망하고 있다고 밝혔다.[3]

선진 외국의 사례를 종합하면, 대체로 오늘날 큰 비중을 차지하고 있는 교통사고보다 의료사고로 인한 사망자가 많은 것으로 분석되고 있어, 현대 사회에서 의료사고가 얼마나 심각한지를 알 수 있다.

우리나라는 의원병을 비롯한 의료사고에 대한 전문적인 통계 자료가 없어 실태 파악조차 어려운 실정이다. 2001년 발표된 울산대 의대 예방의학교실 이상일 교수의 논문 「의료의 질과 위험관리」에 따르면, 우리나라에서 해마다 의료 과실로 숨지는 환자는 4500~1만 명에 이를 것이라고 한다. 이것은 미국의 의료사고 사망자 추정 모델을 적용해 산출한 추정치로, 국내의 의료 현실을 감안한다면 이보다 훨씬 높을 것이라는 것이 학자들의 분석이다. 우리나라의 의료사고 관련 소송은 1992년 82건에서 2002년 882건으로 10배 이상 급증했다. 의료사고 관련 피해구제 요청도 급증해 2003년 한 해 동안 한국소비자보호원에 접수된 의료사고

관련 상담은 1만 2822건이며, 이 가운데 661건이 피해구제 요청을 한 것으로 나타났다.[4]

부산지방법원 황종국 판사는 몇 년간 의료사건 전담 재판부의 재판장으로 일하면서, 우리 사회의 심각한 의료사고 현실에 눈뜰 수 있었다고 한다. 우리가 주류 의학으로 신봉하는 현대의학의 한계와 문제점에 대해서도 더불어 알게 되었다는 그는 저서를 통해 의료사고의 유형을 다음과 같이 전하고 있다.

■ 검사 사고
- 직장 검사를 실시한 후 양다리가 마비
- 조영제를 투입한 뇌혈관 촬영 후 망막 중심 동맥 폐색증으로 오른쪽 눈 실명
- 종합검사를 받으면서 담낭 검사를 위해 '비로푸틴'이라는 담낭관 조영제를 복용한 후 다음 날 사망
- 백혈구 수치가 현저히 낮았음에도 패혈증을 진단하지 못해 사망
- 경직장 초음파 유도하의 경직장 경로를 통한 전립선 조직 생검을 하면서 지장을 천공시킴으로써 패혈증 및 요도직장루가 발생
- 담석증이 의심되어 역행성 췌담관 조영검사(ERCP)를 하던 중 의사의 과실로 십이지장 천공이 발생해 급성 범발성 후복막염으로 사망
- 대장암 환자가 컴퓨터단층촬영(CT)을 위해 가스트로그라핀을 복용하고 '레이비스트300'이라는 이온성 조영제 50cc를 주사한 후 조영

제 과민 쇼크로 사망
- 대학병원에서 유방암 진단을 받고 오른쪽 유방과 겨드랑이 밑의 임파선까지 잘라 내는 수술을 받았으나, 잘라 낸 유방조직을 검사해 본 결과 암세포가 전혀 없었음
- 종양 조직을 채취하다 사망. 이 환자는 객혈의 원인을 진단하기 위하여 기관지 내시경 검사를 하던 중 예상치 않은 종양이 발견되자 의사의 독단적인 결정으로 바로 종양의 조직을 채취하다가 종양이 파열되면서 대량 출혈로 사망
- 심장 검사 중 사망. 이 환자는 협심증으로 심장 카테터 검사를 하던 중 환자의 최고 혈압이 200mmHg을 넘게 상승하고, 가슴이 답답하다는 호소를 했음에도 불구하고 검사를 중지하지 않고 니트로글리세린 1정을 복용시킨 후 검사를 마쳤으나 환자의 상태가 악화되어 심부전으로 사망

■ 약물 사고
- 1세 유아가 인플루엔자 백신 예방접종을 받고 다음 날 사망
- 10세 소아가 인플루엔자 백신 예방접종을 받고 고열과 뇌염으로 사망
- 2세 유아가 감기 치료를 위해 왼쪽 엉덩이에 주사를 맞고 왼쪽 다리에 신경 이상 발생
- 감기 몸살로 동네 의원에서 주사를 맞고 즉시 사망
- 수술 환자에게 변질된 모르핀을 주사해 주사 부위가 곪고, 그로 인해

한쪽 팔을 절단
- 항진균성 약인 니조랄에 부작용 반응이 나타났음에도 계속 투여해 심장마비로 사망
- 페니실린 주사를 맞고 부작용으로 발진이 일어나 의사에게 호소했음에도 이를 무시하고 다시 페니실린 주사와 스트렙토마이신 주사를 맞은 후 사망
- 좌복벽 결핵 환자에게 3개월에 걸쳐 29개의 스트렙토마이신을 주사해 청력장애 발생
- 기관지 천식 환자가 동네 의원에서 천식 치료를 받던 중 의식을 잃어 즉시 종합병원으로 옮겼으나 바로 사망
- 광견병이 없는 개에 물린 환자에게 광견병 예방 백신주사를 계속 놓아 그 부작용으로 뇌척수염 발생
- 신경통 주사를 맞고 사망. 이 환자는 평소 건강한 청년으로 갑작스런 요통이 발생해 동네 의원에서 좌골 신경통이라는 진단을 받고 주사를 몇 대 맞은 후 사지가 점점 마비됨. 바로 종합병원 응급실로 가서 몇 대의 주사를 더 맞았으나 호흡이 곤란해지고 혈압이 떨어져 2시간 만에 사망
- 중증 당뇨병으로 오진하고 과잉 약물 투여로 고정증후군(Locked-in syndrome) 발생. 이 환자는 제대로 검사도 하지 않고, 환자의 병력을 묻는 문진만으로 중증 당뇨병이라고 진단하고 혈당 강하제인 인슐린 제제를 여러 차례 주사해 저혈당에 의한 혼수, 의식불명 상태가 이어

져 고정증후군이 발생
- 축농증 약물 치료를 계속하다 사망. 축농증 환자는 대개 '네뷰라이저'라는 분무치료를 받는데, 스트렙토마이신을 포함하는 분무 용액 치료를 지속적으로 받는 동안 과민증을 의심할 만한 증상이 나타났음에도 무시하고 치료를 계속하다가 사망

■ **수술 사고**
- 심장질환자를 정밀 검사도 없이 전신마취해서 사망
- 수련기간이 2주에 불과한 인턴에게 마취를 맡겨 환자가 치매 발생
- 어린이가 간단한 손가락 수술을 하던 중 마취 부작용으로 심장마비와 뇌 손상을 일으켜 성장장애 발생
- 중이염 수술 중 귀의 뼈를 깎다가 미세한 구멍이 생겨 고름이 흘러 들어가 머리 전체에 뇌막염이 생기는 합병증 발생
- 척추측만증 수술 시 금속봉을 과다하게 삽입해 수술 후 바로 하반신 마비
- 디스크 수술 중에 혈관을 잘못 건드려 파열해 큰 병원으로 옮겨 더 큰 수술을 받음
- 디스크 수술 중에 하대정맥의 혈관을 손상시켜 과다 출혈로 사망
- 21세 남학생이 척추 마취로 맹장 절제 수술을 받은 후 두통과 고열이 계속되다가 녹농균에 의한 수막염으로 사망
- 갑작스런 복통으로 급성위염 진단을 받고, 진통제와 위염 치료제를

둔부에 근육주사로 맞은 후 하반신 마비 증세로 독립보행이 불가능
- 종양 제거 수술 도중 척수신경을 손상시켜 양다리가 영구 마비
- 섬유조직에 불과한 결절성 덩어리를 종양이라고 오진해서 3회의 적출술을 한 결과, 근 위축, 감각장애, 운동부전 등의 영구 장애 발생
- 관상동맥 이식수술 후 사망. 이 환자는 평소 일상생활에는 큰 지장이 없었던 협심증 환자로 병원에서 정기검진을 받던 중 의사로부터 바로 관상동맥 이식수술을 해야 한다는 말을 들었다. 사망률이 1%인 위험하지 않은 수술이라는 말을 듣고 바로 그 자리에서 결정해 수술을 받다가 위급 상황에 빠져 이틀 뒤 사망. 사망 후 의료소송 과정에서 해당 수술의 통상적인 사망률은 5~10%라는 사실이 밝혀짐.[5]

이외에도 의료진의 실수로 일어나는 의료사고는 많다. 혈액형을 바꾸어 수혈하는 경우, 약을 잘못 투여하는 경우, 수술 시 병든 기관이 아닌 다른 기관을 절제하는 경우, 환자 이름이 바뀌어 엉뚱한 수술을 하는 경우, 반드시 근육에 주사해야 하는 주사제를 혈관에 주사하는 경우, 단순 종양을 악성 종양으로 오진해 수술하는 경우 등 환자의 생명을 위협하는 어이없는 과실이 이어지고 있다.

---

1) 이반 일리히, 『병원이 병을 만든다』, 12쪽, 도서출판 미토
2) 로버트 S 멘델존, 『나는 현대의학을 믿지 않는다』, 122쪽, 문예출판사
3) 제일경제, 2004년 7월 27일자 1면
4) 신동아, 2004년 5월 1일, 390~399쪽
5) 황종국, 『의사가 못 고치는 환자는 어떻게 하나?』 2권, 41~54쪽, 우리문화

무덤까지 가는
의사의 과실

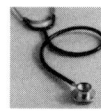환자의 눈에 전지전능해 보이는 의사도 실은 보통 사람이다. 그들도 실수를 할 수 있는 인간이라는 사실은 부인할 수 없다. 그리고 어느 집단이나 불성실하고 실력 없는 사람은 있게 마련이다. 게다가 의사들이 과중한 업무와 스트레스에 시달리는 우리의 의료현실은 실수를 더욱 부추기는 요인이 되고 있다. 그러나 그 어떤 상황에서도 의료진의 과실이 정당화될 수는 없을 것이다.

더욱 큰 문제는 실수를 하고 난 후 의사들이 보이는 비양심적인 태도이다. 자신의 잘못을 은폐하기에 급급하고, 의료계 역시 의료진의 과실을 덮어 주거나 침묵으로 일관하고 있다.

실제 입원 치료를 받는 환자 가운데는 갑작스럽게 상태가 악화되거나 사망하는 경우가 있다. 그중에는 약물 부작용 등 의료진의 과실로 인한 경우도 많다. 하지만 그런 사실을 정직하게 말하면 담당 의사를 포함해 간호사, 병원, 제약회사 측 모두 입장이 난처해지므로 '질병 악화' 내지는 '심장마비'라는 말로 포장하는 경우가 대부분이다.

전문적인 지식이 없는 환자와 보호자로서는 의료진의 과실을 정확히 알 수가 없다. 따라서 드러나는 의료사고보다 실제로 더 많은 피해자들이 의료사고를 겪고도 제대로 모르고 지나갈 것이다.

의료사고 전담 재판장으로 일한 황종국 판사는 이렇게 말한다. "의사들은 엉터리 치료를 하거나 심각한 부작용이 생겨도 별로 책임을 추궁당하지 않는다. 나는 별로 심각하지 않은 상태에서 병원에 갔다가 의사의 처치를 받고 느닷없이 목숨을 잃거나 병이 악화된 사람들의 하소연을 자주 들었고, 주변에서도 그런 사례를 적잖게 보았다. 의학, 특히 서양의학은 일반인으로서는 그 메커니즘을 이해할 수 없는 영역이기 때문에 피해자들은 아무런 항의도 해보지 못하고 속절없이 당하고 분을 삭이거나 체념하고 만다. 그러나 그러한 경우에 의사들은 과연 얼마나 도덕적 자책을 느끼고 책임을 지는지 궁금하다."[1] 실패와 과실을 정당화하는 의사들을 비판하는 그는 현대의학을 맹신해 온 의료 소비자가 이제 현명하게 눈을 떠야 한다고 강조한다.

미국의 저명한 소아과 전문의이자 의학 저술가인 로버트 멘델존 역시 "당뇨약을 지나치게 복용해 실명한 경우라고 해도, 실명한 환자가 있는 것은 당뇨병 환자의 생명을 구하고 생명을 연장하는 데 성공했기 때문이라는 말로 의사는 정당화할 것이다. 의사는 자신의 실패를 관 속에 묻는다"[2]고 말한다. 의사는 자신의 과실에 대해 책임을 지지 않으려 하고, 그것이 가능한 것은 의료 소비자들의 인식이 부족하기 때문이라는 말이다.

현대의학은 일반인이 접근하기 어려운 막강한 전문성으로 무장하고, 의료 소비자들은 현대의학을 무조건적으로 신봉해 왔다. 그 결과 자신의 생명과 건강을 지키는 주체성을 잃었고, 의원병이나 약원병에 휘둘리면서도 현실을 제대로 보지 못하는 눈 뜬 장님이 되었다.

현대의학에 절대적으로 기대어 온 의료 소비자들은 이제 인식의 전환이 필요하다. 지금까지 신화의 세계로 군림해 온 현대의학을 무조건적으로 맹신할 것이 아니라, 그 한계와 문제점을 바르게 직시하는 현명한 의료 소비자만이 자신의 건강을 제대로 지킬 수 있을 것이다.

---

1) 황종국, 『의사가 못 고치는 환자는 어떻게 하나?』 2권, 274쪽, 우리문화
2) 로버트 S 멘델존, 『나는 현대의학을 믿지 않는다』, 210쪽, 문예출판사

병을 부추기는 과잉 치료

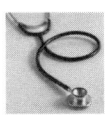자본주의 사회는 경제 논리에 따라 움직인다. 병원도 예외가 아니다. 오늘날 병원은 '이윤 추구'라는 분명한 경제적 목표 아래 운영된다. 그러다 보니 과잉 진료가 날로 심각해지고 있다. 반복되는 검사, 불필요한 투약과 수술 등 필요 이상의 치료가 계속된다. 그냥 두어도 자연 치유가 될 수 있는 병에도 의학적 처치를 강조하며 과잉 진료를 일삼고 있다.

작은 의원에서 대형 종합병원에 이르기까지 의료 상업주의는 의료계 전반에 만연해 있다. 대학병원을 예로 들면, 교수나 과장의 능력을 결정하는 절대적인 잣대가 담당과의 총수입이다. 그러다 보니 주임교수나 과장이 의사들에게 고수익이 보장되는 검사 등을 강조하게 된다. 그런 환경 속에서 수련받는 초보 의사들은 과잉 치료를 당연하게 받아들인

다. 요즘 의사들은 수련 과정에서부터 의료 상업주의를 교육받고 있는 셈이다.

　동경대 의대 출신의 통합의학자 하루야마 시게오(春山茂雄)는 "오늘날 의사들이 의료 활동을 통해서 실제로 고칠 수 있는 병은 전체의 약 20%에 지나지 않으며, 나머지 80%는 의료비만 낭비하고 있다"고 한다.[1]

　미국의 소아과 전문의이자 의학 저술가인 로버트 멘델존 역시 "현대 의학은 사고로 인한 부상이나 급성, 응급 상황을 중심으로 이용되어야 하며, 이런 필요한 의료 행위는 현행 전체 의료의 5%에 지나지 않을 것"[2]이라고 한다.

　과잉 치료가 문제가 되는 것은, 지나친 치료로 인해 오히려 병을 키우거나 만들고 있기 때문이다. 자연 치유가 될 수 있는 병에도 약을 처방해 면역력을 떨어뜨리고, 지나친 투약으로 약물 부작용을 일으키고, 또 성급하고 공격적인 수술로 심각한 후유증을 남기기도 한다. 나아가 죽음을 재촉하는 치료가 계속되고 있다.

　이런 무서운 현실을 가늠하게 하는 자료가 바로 의료 파업기간 중에 사망률이 감소한다는 보고이다. 1967년 남미 콜롬비아의 수도 보고타(현 산타페데보고타)에서 의사들이 52일 동안 파업에 돌입해 구급 의료 이외에는 일체의 치료를 하지 않았다. 현지의 신문은 파업이 미치는 이상 현상으로 '파업기간 중에 사망률이 35%나 격감했다'고 보도했다. 같은 해 미국의 로스앤젤레스에서도 의사들이 파업을 했다. 당시에도 사망률이 18%나 감소했으며, 파업이 끝나고 의료기기가 다시 가동을 하자 사망률은 파업 이전과 같은 수준으로 돌아갔다. 1973년에는 이스라엘에서도 이와 유사한 일이 일어났다. 의사들이 파업에 들어가 진찰을 받는 환자의 수가 하루 6만 5000명에서 7000명으로 감소하자 사망률이 감소하기 시작했다. 파업은 1개월간 계속되었고, 예루살렘 매장협회에 의하면 의료 파업기간 중 사망률이 반으로 줄어들었다고 한다. 이스라엘에서 사망률이 이렇듯 감소한 것은 그 20년 전의 의료 파업기간 외에는 없었다고 한다.[3] 너무 극단적인 예인지는 모르지만, 과잉 치료로 사람들의 건강이 오히려 위협받고 있는 것은 명백한 사실이다.

의사들은 말한다. 과잉 치료의 책임이 모두 의사에게 있는 것은 아니라고. 약을 원하고, 주사제를 선호하고, 신속한 효과를 원하는 환자들의 요구를 무시할 수는 없다고. 그럴 수도 있다. 환자가 강력하게 요구하면 이를 외면할 수 있는 의사는 드물 것이다.

그러나 환자들에게 아프면 당연히 약을 써야 하고, 주사제가 더 신속한 효과가 있다는 잘못된 인식을 심어 준 것은 결국 의사이다. 환자 중심의 경제적이고 효율적인 진단과 치료법을 쓰기보다는, 이익이 더 많이 남고 의사가 편한 치료법을 선택해 환자에게 지금까지 시술해 온 것은 의사이고, 그로 인해 그릇된 인식을 갖게 된 것이다.

주사제는 복용하는 약보다 부작용이 더 심하며, 근본 치유가 아니라 임시로 증상을 완화시키는 증상 완화제는 오래 쓰면 위험하고, 병을 부추기는 생활습관을 바로잡는 것이 약이나 수술보다 효과적인 치유법이라는 사실은 의사라면 누구나 알고 있다. 그렇다면 그런 사실을 환자에게 다시 가르쳐서 바른 인식을 갖도록 해야 한다.

그러나 우리의 현실은 어떤가! 관행과 타성에 젖은 의사들은 여전히 환자를 계속 병원에 오게 하고, 지나치게 많은 검사를 받게 하고, 불필요한 투약과 수술을 일삼고 있다.

잘못된 관행과 상업적인 사고에 매여 있는 현대의학. 반성과 개선의 노력이 없는 의사들의 과잉 치료로 인해 사람들의 건강은 더더욱 위협받고 있다.

---

1) 하루야마 시게오, 『뇌내혁명』 1권, 4쪽, 사람과 책
2) 로버트 S 멘델존, 『나는 현대의학을 믿지 않는다』, 39쪽, 문예출판사
3) 로버트 S 멘델존, 『나는 현대의학을 믿지 않는다』, 176~177쪽, 문예출판사

없는 병도 만드는 세상

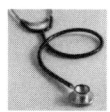오늘날 의료계는 '없는 병도 만들 만큼' 의료 상업주의가 팽배해 있다. 질병이 생물학적이거나 심리학적인 현상이 아니라, 전적으로 인간에 의해 만들어지고 있다. 관련 집단이 체결한 합의에 기초해 새로운 질병이 탄생하고, 의료계는 질병의 정의를 확장해 수요를 창출해 왔다. 혈압, 콜레스테롤 수치 등 질병의 진단 범위를 확대해 환자를 늘여 온 것이다.

고혈압을 예로 들어보자. 일본 고혈압 학회는 최고 혈압 160mmHg 이상, 최저 혈압 95mmHg 이상이던 고혈압의 진단 기준을, 2000년 최고 혈압 140mmHg 이상, 최저 혈압 90mmHg 이상으로 낮추었다. 그 결과 모든 연령대에서 고혈압 환자의 비율이 2배 이상 증가했다. 어제까지 건강하던 최고 혈압 150, 최저 혈압 92인 사람이 바로 오늘부터는 고혈압 환자

가 되어 약을 처방받는 상황이 발생했다. 이렇듯 진단 기준을 낮춘 결과, 2100만 명의 새로운 고혈압 환자가 생겼으며, 총 3700만 명의 고혈압 환자가 혈압 강하제를 처방받게 되어 제약업계는 엄청난 이익을 얻게 되었다.[1]

독일도 마찬가지이다. 최고 혈압 160 이상, 최저 혈압 100 이상을 고혈압으로 보던 진단 기준을 1994년 최고 혈압 140 이상, 최저 혈압 90 이상으로 바꾸었다. 그로 인해 하룻밤 사이에 고혈압 환자 수가 세 배나 늘어났다. 전 국민이 고혈압 환자가 된 것이다. 독일의 의학 전문 저널리스트 외르크 블레흐(Jorg Blech)는 "고혈압 진단의 새로운 수치를 권고한 고혈압 퇴치연맹은 회원 20명이 후원자였는데, 이들은 모두 제약회사 직원들이었다"[2]고 한다. 질병의 진단 기준이 관련 단체의 작위적인 판단에 따라 얼마든지 변할 수 있다는 사실을 보여 주는 사례이다.

고혈압 진단 기준의 변경은 미국도 마찬가지이다. 미국국립보건원 고혈압합동위원회는 1972년부터 고혈압의 진단 기준과 치료 지침을 발표하고 있다. 정상 혈압을 최고 혈압 140 미만, 최저 혈압 90 미만으로 보던 기준을 2003년 최고 혈압 120 미만, 최저 혈압 80 미만으로 하향 조정했다. 주로 미국의 진단 기준을 따르고 있는 우리나라는 현재 최고 혈압 130 이상, 최저 혈압 85 이상일 때 고혈압으로 진단을 하고, 최고 혈압 140 이상, 최저 혈압 90 이상일 때 약을 처방하는 것을 원칙으로 한다.

사실 혈압 측정은 언제 어디서 하느냐에 따라 변하고, 하루 중에도 수시로 변한다. 그리고 대부분의 사람은 병원에서 혈압을 재면 긴장하거나 불안하기 때문에 평소보다 높게 나오는 경우가 많다.

집에서 편안한 마음으로 측정한 혈압이 대부분 정상 범위 안에 있다면, 병원에서 측정한 혈압이 정상보다 높다고 해도 고혈압이라고 할 수는 없다. 병원에서 혈압을 잴 때도 10회 이상 심호흡을 하고 마음을 가라앉힌 후에 재는 것이 바람직한데, 갑자기 혈압을 재는 경우가 많다.

혈압이 환경과 심리 상태에 따라 변한다는 현실적 상황을 감안하지 않고 현대의학은 환자만 늘리고 있다. 그리고 혈압이 조금 높다는 것을 제외하고는 건강한 이들에게 어김없이 혈압 강하제를 처방하고, 병원에 계속 오게 하고, 평생 혈압약을 먹게 만든다.

혈압약 역시 오늘날 만성병 치료에 쓰이는 대부분의 약이 그렇듯이 일시적인 효과가 있는 증상 완화제이다. 병원에서는 부작용의 위험성이 있는 약을 계속 먹게 한다. 문제의 심각성은 바로 여기에 있다.

현재 고혈압 치료에 쓰는 약으로는 소변을 통해 수분을 과잉 배출하는 '이뇨제', 자율신경을 통해 심장과 혈관으로 내려가는 아드레날린성 자극을 차단해 심장이 지나치게 많은 일을 하는 것을 막는 '베타 차단제', 좁아진 말초혈관을 확장시키는 혈관 확장세인 '알파 차단제', 동맥 수축에 필요한 칼슘이 세포로 들어가는 통로를 차단해 혈관 수축을 막는 '칼슘 길항제', 혈관 수축적 작용을 가진 물질의 생성을 억제하는 'ACE 억제제', 안지오텐신Ⅱ 길항제, 교감신경 차단제, 전환효소 억제제, 안지오텐신 수용체 차단제 등 다양하다.

이들 고혈압 치료제는 대부분 성기능에 악영향을 준다. 발기부전, 성욕 감퇴, 사정장애 등의 성기능 장애를 일으키기도 한다. 이뇨제의 경우 계속 복용할 경우 칼륨 결핍 및 영양 손실을 부추기고 혈액순환 장애, 발기부전, 녹내장, 신부전, 치매, 중풍 등을 일으킬 위험성이 있다. 이뇨제는 신장에 작용해 나트륨과 수분의 배설을 촉진하고, 혈액량을 줄여서 혈관의 저항성을 떨어뜨려 혈압을 낮춘다. 말하자면 몸에서 수분을 짜내는 작용을 통해 혈압을 떨어뜨리는 것이다.

혈압을 낮추는 데는 성공하더라도 신장 기능이 약화되고, 탈수 현상을 일으켜 혈액의 점성이 높아진다. 이뇨제의 폐해는 인체 곳곳에서 나타난다. 몸에서 수분이 빠져나가면 혈액이 끈적끈적해져 순환장애가 일어나기 때문이다. 눈에서는 안방수(眼房水)의 배출이 원활하게 이루어지지 않아 안압이 상승하므로 녹내장이 발생하고, 신장에서는 혈액의 여과 작용과 오줌의 생산이 이루어지지 않아 신부전이 일어난다. 이뇨제로 인해 순환장애라는 새로운 병을 얻는 결과를 낳는다.

이뇨제, 베타 차단제 등의 혈압약은 체내에 나쁜 콜레스테롤을 올리고 좋은 콜레스테롤을 내리는 부작용도 있다. 콜레스테롤의 수치에 민감한 환자에게는 고지혈증이나 동맥경화, 심근경색을 부추기기도 한다. 베타 차단제는 무기력, 발기부전, 수면장애, 우울증, 사지 냉감 등의 부작용을 일으킬 수 있다. 특히 당뇨병, 고지혈증, 울혈성 심부전, 천식, 만성 폐질환자가 사용하는 것은 위험하다.

오늘날 고혈압 약 가운데 가장 많이 쓰이는 칼슘 길항제는 말초혈관을 확장시켜 혈압을 내리는 작용을 하지만, 심장의 근력을 약화시킨다. 심장의 근력이 약해지면 혈압은 내려가지만, 심장이 약해지는 희생을 치러야 한다. 그래서 부작용으로 심부전을 일으키기도 하고, 어지럽거나 가슴이 두근거리고 변비, 속 쓰림, 안면 홍조, 발목 부종 등이 나타나기도 한다.

이외에도 알파 차단제는 심장이 빨리 뛰거나 어지럼증을 일으킬 수 있고, ACE 억제제는 부작용으로 마른기침을 하는 환자가 10% 이상 된다는 보고가 있다. 어떤 혈압약도 장기간 복용할 경우 그 부작용을 피할 수 없다. 그럼에도 성급하게 혈압약을 먹이려는 현대의학의 과잉 치료는 계속되고 있다.

현대의학이 정해 놓은 기준치를 적용해 고혈압 환자가 되었다고 해도, 아무런 이상 없이 건강한 이들도 많다. 정작 그들을 괴롭히는 것은 '고혈압 환자'라는 병원의 진단 결과이다. 현대 사회에 만연한 질병 가운데 하나가 바로 '진단이라는 이름의 질병' 인지도 모른다.

콜레스테롤 진단 수치의 변경 역시 마찬가지 경우이다. 독일의 경우를 예로 들어보자. 독일 바이에른 주에 사는 10만 명을 대상으로 한 광범위한 연구 결과에 따르면, 혈중 콜레스테롤의 평균 농도가 혈액 1데시리터당 260밀리그램인 것으로 나타났다. 그러나 1990년 의과대학 교수 13명으로 구성된 '국민 콜레스테롤 운동연합'이 등장해 콜레스테롤 한계 수치를 200으로 하향 조정할 것을 제안했고, 그것을 관철시켰다. 당시 국민 콜레스테롤 운동연합 소속 의사들은 고혈압 퇴치를 위한 독일산업연맹, 지질연맹 및 독일실험의학협회 등 다양한 로비 단체를 대표하고 있었다. 그들은 전략 기획서에서 진단 영역을 공격적으로 확장할 것을 요구했다. '모든 의사는 자신이 담당하는 환자들의 혈중 콜레스테롤 수치를 알고 있어야 한다'는 것이 그들의 요구 사항이었다. 이윤 추구에 급급한 의사들의 선고로 말미암아 국민 대다수가 위험 인자를 안고 있는 환자로 돌변했다. 그들이 제시한 자의적인 한계 수치를 기준으로 하자 30~39세 남성의 68%와 여성의 56%가 콜레스테롤 수치가 병적으로 높은 것으로 나타났다. 심지어 50~59세 연령대에서는 남성의 84%, 여성의 93%가 콜레스테롤 수치가 병적으로 높은 것으로 나타났다.[3]

콜레스테롤 수치뿐 아니라 질병의 진단 기준을 엄격하게 적용하면 국민 대다수가 약을 복용해야 하는 질병은 숱하게 많다. 그것을 노리고 제약회사나 관련 단체는 끊임없이 진단 영역을 넓히려는 시도를 계속하고 있다. 콜레스테롤 수치를 저하시키는 약을 지속적으로 팔 수 있기 때문이다.

콜레스테롤 저하제 역시 오래 먹으면 심각한 부작용이 나타난다. 장기간 복용하면 온몸의 근육이 약화되고, 간기능이 저하되는 부작용을 낳기도 한다. 약물로 인한 부작용은 고려하지 않고, 현대의학은 진단 영역을 계속 확장하면서 쉼 없이 환자를 늘리고 있다.

일상의 의료화 시대

의료 상업주의가 팽배한 오늘날, 인체의 자연스런 생리적 변화나 평범한 일상사까지 의학의 관리 대상이 되면서 없는 병도 만드는 시대가 되었다. 이를테면 늙는 것은 병이 아니라 인체의 자연스런 변화임에도 '치료'라는 이름으로 의학적 관리를 받아야 하는 '일상의 의료화 시대'가 된 것이다.

갱년기증후군, 골다공증, 발기부전, 탈모, 우울증 등의 증상은 과거에는 노화 등으로 인한 인체의 자연스런 현상이거나 적어도 병적인 상태는 아닌 것으로 인식되었지만, 요즘은 분명하게 진단명이 붙고 값비싼 치료제가 이용되고 있다. 과거에는 의료 영역이 아니었던 부분들이 점점 더 확장돼 의료 영역에 새롭게 포함되고 있는 추세이다.

새로운 질병을 만들어 내고 그것을 상품화하는 주체는 대개 세계적인 영업망을 가진 다국적 제약회사와 국제적인 의사 단체이다. 이들에 의해 건강과 질병이 새롭게 규정되고 있다. 임신, 출산, 갱년기, 노화, 성생활, 우울, 죽음 등 인간의 삶에서 자연스럽게 일어나는 변화와 정상적인 행동 양식이 병적인 현상으로 체계적으로 변하고 있다.

현대 사회에서 진단명의 확산 현상은 엄청나다. 의사들은 다양한 질병과 증후군, 장애 그리고 전염병의 수가 무려 약 3만 가지나 된다고 주장한다. 각 질병마다 그에 상응하는 약이 존재하고, 신약이 하나씩 나올 때마다 이에 관련된 새로운 질병이 생기는 경우가 늘고 있다.

고혈압, 고콜레스테롤, 과체중, 폐경, 섬유근육통, 만성피로증후군, 수면장해, 감각 이상, 과민성대장증후군, 발기부전, 우울증, 불안증, 사회공포증, 중독증, 골다공증, 탈모, 오이디푸스 콤플렉스, 작은 키 등 무수히 많은 질병이 새롭게 생겨나고 있다.

"건강한 인간이라고는 더 이상 단 한 사람도 남아 있을 수 없을 만큼 의학은 진보했다"고 말한 영국의 소설가 겸 비평가인 올더스 헉슬리(Aldous Leonard Huxley)의 말에 공감하지 않을 수 없는 상황이다.

물론 일상의 의료화가 삶의 질 향상에 기여한 긍정적인 측면도 있다. 그러나 모든 사람들을 환자로 만들어 의학적 관리를 받지 않으면 안 될 것 같은 불안 심리를 조장하고, 더불어 약물 남용으로 부작용을 증가시키는 부정적인 측면이 더 강한 것이 사실이다. 그로 인해 들어가는 진료비와 약값 부담도 무시할 수 없을 것이다.

갱년기 의학화의 부작용

극찬을 받으며 등장한 여성호르몬제의 탄생과 쇠퇴 과정을 통해 삶의 의학화가 어떤 부작용을 낳는지 알아보자. 폐경기가 되면 여성은 난소에서 에스트로겐과 프로게스테론이 분비되지 않아 생리가 완전히 끊기게 된다. 그리고 안면 홍조나 불면증 등의 갱년기 증상이 나타나기도 한다. 그러나 이것은 여성이면 누구나 겪게 되는 인생의 자연스런 과정 가운데 하나이다. 적어도 합성 호르몬제가 등장하기 전까지는 그랬다.

제약회사들은 폐경기의 의학화를 시도했고, 1940년대 마침내 새끼를 밴 암말의 소변에서 에스트로겐을 다량으로 얻었다. 그리고 젊음을 찾아 주는 '회춘의 명약'으로 대대적으로 알리기 시작했다.

1960년 〈뉴잉글랜드 의학저널〉은 '에스트로겐이 결핍된 모든 여성에게 호르몬제를 복용할 것'을 권했다. 이것은 50세가 넘은 여성을 겨냥한 것이었다. 뉴욕의 젊은 산부인과 의사 로버트 윌슨(Robert Wilson)은 『여성이여 영원하라』는 책을 통해 에스트로겐을 영원한 젊음을 약속해 주는 기적의 약으로 묘사했다. 호르몬 요법 덕분에 여성도 이제는 건강과 젊음을 연장시킬 수 있게 되었다는 찬사를 아끼지 않았다. 이 책은 베스트셀러가 되기도 했다. 그러나 그 당시 아무도 몰랐던 사실이 있다. 그것은 바로 제약회사 와이어스 에이어스트(당시 가장 큰 규모의 호르몬 제조사)가 윌슨에게 이 책자를 집필한 대가로 돈을 지불했다는 사실이다. 나중에 이 회사는 윌슨이 설립한 윌슨연구재단을 후원하기도 했다. 2002년에 이르러서야 비로소 윌슨의 아들인 로널드가 이러한 제약회사와의 연관관계를 공개적으로 밝혔다.[4]

많은 여성들이 제약회사의 지능적인 마케팅에 넘어갔고, 세계보건기구(WHO)조차 1981년 폐경기를 에스트로겐의 결핍으로 인한 질병이라고 새롭게 정의를 내렸다. '갱년기증후군'이라는 새로운 질병은 사람들의 뇌리 속에 뿌리를 내렸고, 그와 함께 여성호르몬제의 판매는 빠르게 증가했다.

그러나 '회춘의 명약' 여성호르몬제도 그 부작용이 속속 밝혀지게 되었다. 자궁막에 생기는 양성 종양은 40대 여성 다섯 명 가운데 한 명 꼴로 나타나는 흔한 증상이다. 일반적으로 생체 여성호르몬인 에스트로겐이 이런 양성 종양의 성장을 촉진시키기 때문에 외과적 수술을 통해 제거하는 경우가 많다. 그러나 폐경기가 되면 인체에서 자체적으로 생산되는 에스트로겐의 양이 감소하기 때문에, 자궁 근종의 성장도 멈추거나 경우에 따라서는 작아지기도 한다.

그러나 호르몬 보충요법으로 폐경기를 지연시키면 사정이 달라진다. 에스트로겐을 지속적으로 투입하면 자궁 근종이 계속 자랄 수 있다. 경우에 따라서는 근종이 너무 커져서 신경을 압박하고 다른 장기에까지 악영향을 미쳐 자궁 제거 수술을 받아야 한다. 즉 폐경기의 의학화가 질병을 만드는 것이다.

더욱 문제가 되는 것은 여성호르몬제의 심각한 부작용이다. 1990년 제약회사 와이어스는 호르몬제를 심장질환 보호제로 승인을 받으려 했고, 미국식품의약국은 제약회사에 임상시험을 하도록 촉구했다. 당시로서는 잘 나가던 호르몬제였기에 다른 질환에도 쓸 수 있도록 영역을 넓히기 위해 공식적으로 임상시험을 시작했다. 제약회사는 자신감을 갖고 시험에 임했고, 곧 심장질환에도 호르몬제를 쓰게 될 것이라고 확신했다.

그러나 그들의 예상은 빗나갔다. 심근경색에 미치는 호르몬제의 부정적인 효과가 드러난 것이다. 7년 만에 얻은 시험 결과를 통해 호르몬제를 복용한 여성들이 가짜 약을 복용한 여성들보다 심장질환에 걸리는 경우가 더 많은 것으로 밝혀졌다. 원래 연구의 목적은 호르몬제의 유용성을 증명하는 것이었지만, 정작 연구팀이 밝혀낸 것은 위험한 부작용뿐이었다.

여성 1만 명이 1년 동안 복합 호르몬제(에스트로겐과 프로게스테론으로 구성된 호르몬 혼합제)를 복용했을 때, 호르몬제를 복용하지 않은 비교 그룹 여성들에 비해 유방암에 걸린 사람은 8명이 많고, 심근경색에 걸린 사람은 7명이, 뇌졸중에 걸린 사람은 8명이, 혈전이 생긴 사람은 8명이 많았다. 호르몬제의 긍정적인 효과도 일부 나타나기는 했다. 호르몬제를 복용한 여성의 경우, 비교 그룹 여성에 비해 장암에 걸린 사람이 6명이 적었고, 대퇴부 골절이 생긴 사람이 5명이 적었다.[5] 에스트로겐이 노화 현상으로 인한 골밀도 감소에는 도움이 되는 것으로 나타났지만, 골다공증 예방을 위해 이용하기에는 다른 부작용의 위험성이 너무나 컸다.

의사들은 장점과 단점을 저울질한 후 연구를 중단하기로 결정했고 '만성적인 질병을 예방할 목적이라면 에스트로겐-프로게스테론 혼합제를 복용하지 말라'는 충고를 내놓았다. 2003년 연구자들은 다시 '호르몬제 복용이 건강 상태나 활력, 정신적인 상태, 우울증 징후 또는 성적 만족 등에 어떤 영향도 미치지 않는다'는 연구 결과를 발표하기도 했다.

폐경이나 노화는 질병이 아니다. 유한한 생명체인 인간이 필연적으로 맞아야 하는 인생의 한 과정이다. 부작용의 위험 부담을 안으면서까지 호르몬제를 비롯한 노화 방지 의약품을 이용할 필요가 있을까?

여성 갱년기증후군의 호르몬 요법, 노화 방지 클리닉의 항산화 요법 등이 노쇠한 기관으로 가득 찬 노인의 몸에 감당할 수 없을 정도의 활력을 불어넣어, 쇠약한 기관을 더 지탱하기 어려운 궁지로 몰아넣을 수도 있다는 사실을 기억해야 할 것이다.

---

1) 미요시 모토하루, 『의사와 약에 속지 않는 법』, 50쪽, 랜덤하우스중앙
2) 외르크 블레흐, 『없는 병도 만든다』, 103쪽, 생각의 나무
3) 외르크 블레흐, 『없는 병도 만든다』, 70~71쪽, 생각의 나무
4) 외르크 블레흐, 『없는 병도 만든다』, 174~175쪽, 생각의 나무
5) 외르크 블레흐, 『없는 병도 만든다』, 183쪽, 생각의 나무

'질병을 파는' 지능적인 마케팅

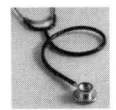지금까지 질병으로 보지 않았던 증상이 전 세계인을 대상으로 한 유행성 질환으로 성장할지 여부를 최종적으로 결정하는 것은, 바로 다국적 제약회사이다. 어느 제약회사가 질병으로 추정되는 특정 증상에 적용되는 약을 개발하면, 체계적인 과정을 통해 해당 질병이 마치 심각한 질병인 것처럼 정보를 부풀리기 때문이다. 그리 대단치 않은 건강상의 문제가 의약품으로 해결해야 하는 질병으로 규정되기에 이른다.

　다국적 제약사들은 우선 천문학적인 비용을 들인 대규모 광고로 사람들의 생각을 바꾸어 놓는다. 세계적인 제약회사인 머크사의 관절염 치료제 '바이옥스'는 2004년 부작용 파문으로 사라지기 전까지 전 세계 시장에서 대대적인 성공을 거둔 신약이다. 제약업계의 블록버스터로

불린 바이옥스는 고가에도 불구하고 80여 개국으로 유통되어 2003년 한 해 동안 25억 달러의 판매고를 올렸고, 2004년 6개월 동안 4500만 달러의 광고비를 지출했다고 한다. 제약회사의 이런 적극적인 마케팅이 의약품의 남용을 부추기는 요인이 되고 있다.

항우울제인 '팍실'의 경우, 2000년 한 해 동안 9180만 마르크(6400만 달러)의 광고비가 들어갔다. 그 결과 치열한 격전지인 미국 의약품 시장에서 판매량이 25%나 증가했다. 더불어 행복감을 느끼게 해 준다는 이 알약은 베스트셀러 의약품 순위에서 8위로 뛰어올랐다. 미국의 경우, 광고비의 상승과 더불어 불안감에 사로잡혀 의사를 찾는 이들의 수가 부쩍 증가했다고 한다. 2만 5182명을 대상으로 한 표본 설문조사에 따르면, 미국 성인의 20%가 약품 광고를 보고 의사를 찾은 것으로 밝혀졌다.[1]

다국적 제약사들은 엄청난 광고비 지출뿐 아니라, 고도의 지능적인 마케팅을 통해 사람들을 공략한다. 제약사들이 대대적으로 광고하는 의약품을 보면 심각한 질병의 약품은 거의 없다. 대부분 질병이라고 말하기 애매한 증상을 거론하면서 새로운 환자 집단을 개척하고 있다. 말하자면 확실히 병에 걸린 상태와 건강한 상태 중간에 있는 회색 집단을 주로 겨냥하고 있다.

그래서 약품 광고를 보면 많은 사람들이 '아! 내가 바로 저런데'라고 할 정도로 증상이 광범위하고 애매모호하다. 건강한 사람들을 새로운 환자 집단으로 만들고, 더불어 사람들의 뇌리 속에 건강에 대한 염려증을 부추기고 있다.

많은 사람들이 제약회사의 선전에 걸려드는 것은, 건강이 인간의 가장 근원적인 소망이기 때문이다. 좀 더 건강하게 살고 싶은 인간의 원초적 소망을 이용해, 건강에 대한 불안 심리를 부채질하는 것이다. 제약사들이 제공하는 광고 앞에서 자신의 건강에 대해 불안감을 가진 사람들은 자연스럽게 해당 의약품을 이용하게 될 것이다.

현대의학이 정한 건강에 대한 모호한 규정 때문에, 사람들은 자신의 건강 상태를 정확하게 아는 데 어려움을 겪고 있다. 그리고 건강이라는 화두 앞에서 대부분의 사람들은 이성적 판단을 상실한 나약한 존재가 되기 싶다. 이런 우리의 딜레마를 제약사들이 적절히 이용하고 있는 셈이다.

오늘날 대형 제약사들은 건강에 대한 불안 심리를 부추겨 돈을 벌고 있다고 해도 지나친 말이 아닐 것이다. 요즘 사람들은 건강한데도 더 건강해지기 위해 기호 의약품을 복용하고, 관련 의약품의 판매는 급증하고 있다. 뇌대사 개선제, 향정신성 의약품, 호르몬제, 비타민 제품 등 건강에 집착하는 이들을 더욱 건강하게 만들어 준다는 의약품들이 속속 등장하고 있고, '건강한 환자층'도 빠르게 늘고 있다.

제약회사가 사람들에게 질병이라는 인식을 불이넣어 대내적인 성공을 거둔 대표적인 사례가 바로 발기부전 치료제 '비아그라'이다. 오늘날 엄청난 판매고를 올리고 있는 비아그라가 등장하기 전까지 남성 임포텐스는 소수 남성들의 문제였다. 대부분의 사람들은 나이가 들면서, 혹은 계속되는 과로로 인해 성적 능력이 저하되는 것은 지극히 당연한 현상이라고 받아들였다.

그러나 비아그라의 제조사인 화이자는 발기부전을 많은 남성들이 겪고 있는 '분명한' 질병이라고 사람들의 인식을 바꾸어 놓았다. 이를 위해 내세운 것이 세계적인 축구 스타 펠레이다. 펠레는 2002년부터 광고용 포스터와 텔레비전 광고에 등장해 발기장애 문제를 지적했다. 60세가 넘은 축구 영웅 펠레는 자신에게 광고료를 지급한 화이자의 발기부전 치료제 비아그라에 대해서는 전혀 언급하지 않았다. 대신 발기부전이 아주 흔한 증상이므로, 주저하지 말고 의사와 상담하라고만 했다.

펠레의 남성 임포텐스에 대한 계몽 캠페인은 의약품 마케팅 분야의 최근 경향을 보여 주는 좋은 예이다. 이제는 의약품에 초점을 맞춰 요란하게 제품을 알리는 것이 아니라, 질병 자체를 광고하고 있다. 그리고 그 간접 광고의 힘은 엄청났다.

지금까지 드문 증상이거나 병적인 관리 대상으로 여기지 않았던 발기부전이 이제는 의학적 치료를 받아야 하는 많은 남성들의 병이 되었다. 비아그라가 시판된 후 발기부전 환자는 폭발적으로 늘어났다.

제약업계는 이처럼 약품을 간접적으로 광고하는 방식을 점점 선호하고 있다. 스타급 유명 인사를 적절히 이용해 게시판이나 잡지 광고, 인터넷을 통해 사람들을 설득한다. 어쩌면 우리가 지금 병을 앓고 있는지도 모른다고 은연중에 믿게 만드는 것이다.

오늘날 각종 매체의 광고란에는 우리가 성기능이 저하되었거나, 우울증에 시달리거나, 혹은 다른 새로운 질병을 앓고 있을지도 모른다는 경고 문구가 쏟아지고 있다. 이런 질병 인식 광고나 캠페인은, 사람들의 머릿속에 어떤 특정한 질병이 문제라는 인식을 끊임없이 불어넣는다. 의약품을 팔려는 속내를 숨긴 채!

제약업계와 의학계의 유착관계

제약회사는 자사의 의약품을 홍보하기 위해 의사와 임상 연구자에게도 영향력을 행사한다. 의사들이 제약회사가 주최하는 심포지엄이나 행사에 강연자로 출연해 특정한 의약품이나 의료기기를 홍보하는 일은 아주 흔하다. 연구자들의 연구 논문 또한 제약회사가 자사의 제품에 유리한 결과가 나오도록 기획하는 경우가 많다.

제약회사와 의사의 유착관계는 끊임없이 사회문제가 되어 왔다. 약물이 원인이 되어 생기는 암과 기형아 연구의 세계적 권위자인 새뮤얼 엡스타인(Samuel Epstein) 박사는, 1972년 미상원 영양문제특별위원회에서 "미국 과학 아카데미는 이해관계가 복잡하게 얽힌 조직이며, 돈만 있으면 스스로 유리한 데이터를 얼마든지 입수할 수 있다"고 증언했다.[2]

그 후 미국식품의약국이 조사를 통해 약의 사용량과 데이터의 조작 등이 이루어지고 있다는 사실이 명확히 밝혀졌다. 이런 부정행위가 가능한 것은 제약회사와 유착된 의사들이 있기 때문이다. 그들은 대개 자신이 속해 있는 제약회사의 약품이 신약 인가를 받는 데 유리하도록 연구 보고서를 만든다. 연구에 관련된 의사들과 제약회사는 서로 공생관계에 있는 셈이다. 연구비와 연구 실적이 필요한 의사로서는 제약사와 쉽게 손을 잡게 된다.

2004년 법정 판결이 난 세계적인 제약회사 화이자의 간질약 불법판매 사건은 제약회사의 불법 로비 현실을 단적으로 보여 주는 사건이다. 화이자의 자회사인 워너 램버트사는 96년부터 간질약 '뉴론틴'을 승인되지 않은 병에 처방하도록 상당수의 의사들을 매수했으며, 의사들에게 다른 정신질환이나 루게릭병에도 이 약을 사용하도록 성과금을 제공했다. 뉴론틴은 2003년 27억 달러를 벌어들여 화이자 제품 중에 가장 많이 팔린 블록버스터 가운데 하나가 되었고, 당시 판매량의 90%가 불법판매에 의한 것으로 밝혀져 큰 충격을 주었다. 화이자는 2004년 법정에서 혐의가 인정되어 4억 3000만 달러의 벌금을 지불해야 했다.[3]

다국적 제약회사는 영리를 추구하는 기업이므로 인류의 건강보다는 이익이 우선일 것이다. 때문에 자신들에게 유리한 연구 결과를 만들기 위해 적극적으로 로비를 한다. 의사에게 연구비를 지원하고, 직간접적으로 자신들이 개발한 약에 유리한 결과가 나오도록 압력을 행사하고, 약이 많이 팔리도록 불법 로비를 하는 것이다.

의학계를 대상으로 한 제약회사의 로비는 우리나라도 마찬가지이다. 의료 소비자들은 대개 의사가 처방하는 약에 대해 잘 알고 있을 것이라고 믿는다. 그러나 실제로는 그렇지 않다. 초보 의사 시절에는 대부분 선배 의사의 처방을 그대로 따르는 경우가 많다. 그렇게 몸에 밴 처방 습성은 잘 바뀌지 않는다. 치료 효과가 미미하고 부작용 폐해가 나타나는데도 타성에 젖어 처방을 하는 경우가 많다.

신약의 경우라면 더더욱 제대로 된 정보를 알지 못한다. 신약의 작용 원리와 부작용 등을 자세히 알아보고, 경쟁사에서 말하는 분석 자료도 비교해 보면서 신중하게 사용해야 한다. 또한 약의 임상 효과를 면밀하게 관찰해야 한다. 그럼에도 의사들은 그런 노력을 기울이지 않는다. 대개 다른 의사들의 체험담에 의지해 사용 여부를 결정하는데, 이때 의과대학 교수의 영향력이 크게 작용한다.

그러다 보니 대학교수를 대상으로 제약회사는 끊임없이 홍보 활동을 한다. 제약회사는 교수들과의 유대를 강화하기 위해 평소 연구비를 지원하고, 교수의 학회 참석 시 일체의 경비를 지원하며, 학회 개최 시 막대한 후원금을 내기도 한다. 신약에 대해 우호적인 발표를 할 수 있도록 모든 지원을 아끼지 않는 것이다.

신약이 나오면 통상적으로 학계의 권위 있는 대학교수가 신약에 대한 설명과 임상실험 결과를 발표한다. 그런데 이때 필요한 임상 데이터와 심지어 발표 슬라이드까지 모두 제약회사에서 준비하는 경우도 있다. 막중한 책임이 있는 학회의 간부급 대학교수가 단지 제약회사의 얼굴 마담 역할을 하는 것이다. 객관적인 입장에서 신약에 대한 긍정적 또는 부정적 연구 결과를 발표해야 하는 신성한 학회가 제약회사의 홍보의 장으로 변해 가고 있다.

근거 중심 의학을 주창하는 의사들이 맹신하는 근거 자체가 이렇듯 조작된 데이터인 경우가 많고, 의사들은 그런 사실을 알면서도 침묵하고 있다. 학회 회원인 일반 의사들은 제약회사가 벌려 놓은 잔치에 함께 참여한 공범자라는 연대감으로 그날 이후 해당 신약을 열심히 처방하기 시작한다. 마치 사이비 종교에 가담한 신도들처럼.

제약회사는 학회 개최를 후원하기 위해 수십억대의 경비를 지출하지만, 의사들이 열심히 약을 처방하기 시작하면 몇 년 내에 투자금을 회수하고 흑자를 내게 된다. 설령 신약이 출하되고 몇 년 후 심각한 부작용이 알려져 시장에서 회수된다고 해도, 대개의 경우 큰 소득을 올린 후이기 때문에 제약회사는 손해를 보지 않는다. 그래서 신약에 대한 초기 홍보에 제약사들은 더더욱 열을 올리고, 학계마저 매수할 만큼 적극적인 마케팅을 벌이고 있다.

제약사의 적극적인 홍보망은 언론에까지 미친다. 제약회사는 지속적으로 언론 캠페인을 벌여 지금까지 거의 다루어지지 않은 온갖 종류의 장애에 대해 대중의 관심을 환기시킨다. 그리고 자사의 제품이나 치료법을 언론에 과대 포장해서 선전하고, 많은 언론이 아직 확실하게 검증되지 않은 치료법을 획기적인 방법이라고 보도하고 있다. 이런 현실을 잘 말해 주는 연구 사례가 있다.

2000년 6월 출판된 하버드 메디컬 스쿨의 연구 결과에 따르면, 언론이 제약회사의 선전 내용을 얼마나 무비판적으로 수용하는지를 알 수 있다. 이 연구에 참여한 연구자들은 〈월스트리트 저널〉, 〈뉴욕타임스〉, 〈워싱턴포스트〉를 비롯한 미국 신문 33개 및 ABC, CBS, CNN, NBC 4개 텔레비전 방송사 등 미국에서 주도적인 위치를 차지하고 있는 언론

매체를 통해 소개된 세 가지 특정 의약품과 관련된 기사와 보도 내용을 조사했다. 이 학자들이 연구한 보도물은 총 207편에 달했다. 전체 보도문 207편 가운데 40%가 의약품의 효과를 증명하는 데이터와 수치가 빠져 있어, 사람들이 해당 의약품의 효능을 제대로 가늠해 볼 길이 없었다. 또한 수치 정보를 제공한 보도문 124편 가운데 83%는 단지 해당 의약품의 상대적인 효용성에 대해서만 보고하고 있었다.[4]

많은 언론 보도가 약의 부작용 등에 대해서는 침묵한다. 이런 공정하지 못한 태도가 의료 소비자에게 그릇된 인식을 심고 있다. 우리나라도 사정은 다르지 않을 것이다. 사람의 생명과 건강에 직결된 내용을 다루는 보도라면 더더욱 신중해야 할 것이다.

해피메이커 시대를 연 항우울제의 성공과 실패

사회 전반을 대상으로 한 제약사의 적극적인 마케팅으로 성공한 항우울제를 통해 새로운 질병이 어떻게 뿌리내리고 어떤 문제를 낳는지 알아보자. 우울이나 절망, 허무감에 빠지는 것은 인간의 삶에서 누구나 겪게 되는 일이다. 이 우울증을 겨냥해 탄생한 약물이 항우울제이다.

우울증을 치료하기 위해 쓰이는 항우울제 가운데 가장 많이 이용되는 것은 '선택적 세로토닌 재흡수 억제제(SSRI)'이다. 흔히 '해피메이커'라고 불리는 선택적 세로토닌 재흡수 억제제 계열 약물은 인간의 정서를 관장하는 신경전달물질인 세로토닌이 신경세포 말단에서 다시 흡수되는 것을 막아 뇌 속의 세로토닌 농도를 높여 줌으로써 우울증을 치료한다. 인간의 감정마저도 조절해 행복감을 불러일으킨다는 이들 약품은 전 세계 시장에서 가장 많이 팔리는 10대 의약품에 들 만큼 인기가 높다. 프로작, 졸로프트, 팍실 등이 대표적이다.

이들 약품이 등장한 이후 사람들은 단지 기분이 조금만 저조해도 '평상시보다 좀 더 좋은' 기분을 만들기 위해 해피메이커 의약품을 복용하게 되었다. 한때 분명한 정신질환을 가진 환자들을 치료하기 위해 사용되었던 약이 '영혼에 행복을 준다'는 홍보 마케팅에 힘입어 건강한 사람들의 일상으로 빠르게 확산되었다.

해피메이커는 수줍음을 많이 타는 성격도 공략하고 나섰고, 이른바 대인공포증을 사회문제화하면서 영역을 확장해 갔다. 1998년 제약회사 스미스클라인 비첨은 미국식품의약국에 팍실을 대인공포증, 즉 나중에 사회불안장애로 불리게 된 증상에 사용할 수 있도록 허용해 달라는 신청서를 제출했다. 1980년 미국 질병 목록에는 문제가 될 만한 병적인 대인기피증이나 수줍음은 '극히 드문' 경우로 수록되어 있었다.

그러나 제약회사는 잠재적인 질병을 널리 알리는 작업에 들어갔다. 제약업체에서 발행하는 정기 간행물, 버스 정류장 광고판 등을 통해 많은 사람들이 타인의 행동에 과민하게 반응하고 있다는 것을 암시하는 슬로건을 내걸었다. 그리고 광고 포스터에는 이런 증상에 효과적인 향정신성 의약품이나 그 약품의 제조회사 대신 '사회불안장애연합'이라는 단체명이 명기되어 있었다. 마치 공익광고인 것처럼!

사회불안장애연합은 '미국정신과의사협회', '미국불안장애협회', 그리고 환자 모임인 '공포로부터의 자유'가 함께 만든 조직이다. 겉보기에는 사리사욕이 없어 보이는 이 단체들의 규합은 자발적으로 이루어진 것이 아니었다. 제약회사의 재정 지원을 받고 있었던 것이다. 그리고 제약회사는 언론을 통해 '사회불안장애를 겪고 있는 이들은 전체 인구의 13.3%로, 이 질병은 우울증과 알코올 중독에 이어 미국에서 세 번째로 흔한 정신과적 질환'이라는 보도 자료를 발표했다. 이런 발표가 있기 전까지 정신과 의사들은 인구의 2~3%만이 이 질환에 시달리고 있다고 보고 있었다. 그러나 한 소규모 정신과의사협회가 질병의 범위를 좀 더 넓혀 사회불안장애에 대한 정의를 수정하면서 병적인 수줍음 증상을 가진 사람들이 늘어나게 된 것이다. 그 후로 의사들은 수줍은 성격으로 상당히 어려움을 겪고 있는 사람을 모두 사회불안장애로 진단하게 되었다.[5]

사회불안장애에 대한 캠페인은 눈으로 직접 확인할 수 있을 만큼 성공적이었다. 사회불안장애에 대한 인식은 널리 확산되었고, 해당 의약품인 팍실의 이용자들도 빠르게 늘어갔다. 그러나 모든 약이 그렇듯이, 행복감을 만들어 준다는 항우울제 역시 심각한 부작용이 일러시세 된다.

항우울제는 모두 향정신성 의약품에 속한다. 향정신성 의약품은 인체의 중추신경계(뇌세포)에 작용해 정신 상태나 정신 기능에 영향을 주는 약물로, 중독성이 강하다. 약을 중단하게 되면 금단 현상이 나타나기도 한다. 금단 증상은 약물을 갑자기 끊었을 때 나타나는 이상 증상을 말한다. 우울증과 불안 증세를 치료하다 오히려 약물 중독자가 되어 사회로부터 격리되는 이들이 늘고 있는 것은 이 무서운 중독성 때문이다.

항우울제의 부작용 위험성은 이들 의약품을 장기간 복용해 온 이들이 총기 난사 사건을 일으키거나 자살을 시도하면서 드러나기 시작했다. 1999년 미국을 들끓게 했던 컬럼바인 고교 총기 난사 사건의 주범인 에릭 해리스, 미국 켄터키 주 루이스빌에서 총기 난사로 9명을 사망케 한 조셉 웨스베커, 미국 펜실베이니아 주에서 잠자던 조부모를 총기 난사한 12세 소년 크리스토퍼 피트먼 등은 모두 항우울제를 상용하고 있었다.

그 후 연구를 통해 '선택적 세로토닌 재흡수 억제제' 계열의 항우울제가 우울증을 앓는 어린이와 청소년을 자살로 내몰거나 폭력성을 유발한다는 사실이 밝혀졌고, 급기야 미국과 영국의 보건 당국은 이들 약물의 위험성을 공식적으로 인정하게 되었다. 2003년 영국 보건 당국은 "선택적 세로토닌 재흡수 억제제 계열 항우울제는 어린이와 청소년의 자살 행동 위험을 증가시키므로 이 약을 어린이와 청소년에게 처방하는 것은 부적당하다"고 발표했다.

2004년 미국식품의약국도 항우울제가 어린이와 청소년에게 자살 충동을 유발하고 폭력성을 증가시킬 수 있음을 공식 인정하고, 선택적 세로토닌 재흡수 억제제 계열 항우울제에 자살 충동 유발 위험성을 알리는 경고문을 의무적으로 부착하도록 했다.

미국식품의약국 소속 앤드루 모시홀더 박사의 연구 결과에 따르면, 총 9가지의 선택적 세로토닌 재흡수 억제제 계열 항우울제를 복용한

4250명의 어린이를 대상으로 한 연구에서, 항우울제를 복용한 어린이 우울증 환자가 가짜 약을 복용한 환자보다 2배가량 자살 경향이 높은 것으로 나타났다.[6] 행복을 만들어 낸다는 해피메이커 의약품이 오히려 자살을 부추기고 폭력성을 증가시킨다는 연구 결과는 사람들에게 큰 충격을 주었고, 미국에서는 항우울제로 부작용을 겪은 환자들이 제약회사를 상대로 집단소송을 벌이기도 했다.

살아가면서 우울하고 절망해 보지 않은 사람이 과연 얼마나 있을까? 때로는 살기 싫을 만큼 절망적이고 우울하지만, 대부분의 사람들은 그것을 이겨 내고 살아간다. 우울과 절망 앞에서 진정 필요한 것은 생각을 긍정적으로 바꾸고 삶의 의지를 북돋우는 것이다.

그럼에도 시장 개척에 열을 올리고 있는 제약사들은 현재의 우울증이 심각한 병이고, 서둘러 약을 먹어야 한다고 부추긴다. 항우울제는 지금도 그 부작용의 위험성을 모르는 사람들에게 계속 처방되고 있다.

---

1) 외르크 블레흐, 『없는 병도 만든다』, 62쪽, 생각의 나무
2) 로버트 S 멘델존, 『나는 현대의학을 믿지 않는다』, 193쪽, 문예출판사
3) 데일리메디, 2004년 5월 16일자
4) 외르크 블레흐, 『없는 병도 만든다』, 64~65쪽, 생각의 나무
5) 외르크 블레흐, 『없는 병도 만든다』, 126쪽, 생각의 나무
6) 주간동아, 2005년 1월 25일, 22~23쪽

건강염려증을 키우는 예방의학

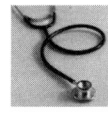
질병과 환자를 만들어 내는 현대의학의 공격적인 마케팅은 예방의학에서도 그대로 드러난다. 예방의학은 현대의학이 만든 주력 상품이라고 할 만큼 병원의 주요 수입원이 되고 있다.

예방의학이 일정 부문 초기 질환을 발견해 큰 병을 막아 주는 역할을 하고 있기는 하다. 그러나 대개의 경우 과잉 의료의 단면을 보여 주고 있으며, 그 실효성 면에서 의문을 자아내게 한다.

현대의학에서 질병으로 규정해 놓은 위험 인자가 너무 많다 보니, 검사를 받으면 환자로 진단을 받는 경우가 대부분이다. 이를테면 얼마간 과로해서 위염이 생겼거나 자궁에 물혹이 생긴 경우라면, 푹 쉬고 다시 정상적인 생활을 하면 회복되는 경우가 많다. 현대인에게 흔히 생기는 대장의 폴립(용종)도 스트레스가 심한 생활을 개선하면 자연스럽게 소멸

되기도 한다. 얼마든지 자연 치유될 수 있는 상황인데도, 현대의학의 검사망에 걸려들면 약 처방이나 수술로 즉시 이어지게 된다. 과잉 검사가 과잉 치료로 이어지는 것이다.

병원은 검진 환자가 있으면 검사비 수입을 확보할 수 있다. 나아가 혈압이 높다거나 중성지방과 콜레스테롤 수치가 높다고 하면, 대부분의 사람들은 놀라서 별도의 검사와 치료를 받게 된다. 때문에 얼마든지 새로운 시장을 개척할 수 있다. 이것이 바로 계속 검진을 하게 만드는 주요 이유이다.

일본 게이오기주쿠 대학 의학부 교수 곤도 마코토(近藤誠)는 "암 검진의 대부분은 유효성이 증명되지 않았다. 암 검진을 받거나 받지 않아도 암에 걸릴 확률이나 사망률은 변하지 않는다는 연구가 있다. 그렇다면 암 검진을 받는 데 발생할 수 있는 방사선 등의 유해성과 비용을 감안할 때 받지 않는 편이 더 나을 것이다"[1]는 의견을 내놓고 있다.

그의 지적처럼 검사 자체의 위험성 또한 간과할 수 없는 부분이다. 진단의학은 1895년 독일의 과학자 뢴트겐(Röntgen)이 X선을 발견하면서 본격화되었다. 인체 내부의 사진을 찍어서 진단에 응용되었고, 발전을 거듭해 빠르게 보급되었다.

검진에 주로 사용되는 X선 촬영은 이미 그 자체에 위험성을 내포하고 있다. 적은 양의 방사선이라도 인체에 비추게 되면 유전자를 손상시키고, 후대에까지 악영향을 미칠 우려가 있다. 뿐만 아니라 당뇨병, 심장병, 뇌졸중, 고혈압, 백내장, 암 등의 성인병을 부추기는 하나의 요인이라고 많은 연구자들은 밝히고 있다.

물론 1회 검사 시 X선 피폭선량이 개인 건강을 염려할 만큼 크지는 않다. 그러나 방사선이 인체에 미치는 영향은 개인의 평생 피폭선량에 따라 증가하기 때문에 가능한 한 피하는 것이 미래의 건강을 위해 바람직하다.

그러나 실제 병원에서는 방사선 검사를 마치 혈압 측정이나 체온을 재듯이 평상 검진의 하나로 가볍게 취급하고 있다. 꼭 필요한 상황에서 이용해야 하는 X선 촬영이 잦은 정기검진으로 남용되면서, 방사선 노출의 심각성은 가중되고 있다.

현대의학에서 검진 장비는 그 어떤 영역보다 눈부신 발달을 거듭해 왔다. 인체를 훤하게 꿰뚫어 보는 CT(컴퓨터단층촬영), MRI(자기공명영상촬영), PET(양전자방출단층촬영), PET-CT(양전자방출컴퓨터단층촬영) 등 첨단 진단 장비가 다양하게 이용되고 있다. 이들 역시 위험성을 내포하고 있기는 마찬가지이다.

2006년 〈월스트리트 저널〉에 따르면, 흉부 X선 촬영 시 방사선량은 0.01~0.1mSv(밀리시버트), 맘모그램 촬영의 경우 0.8mSv, 두경부 CT의 경우 2mSv, 복부-골반 CT의 경우 10mSv, 관상동맥 혈관조영술의 경우 18mSv, 전신 스크리닝 CT의 경우 12~25mSv 정도로 나타났다. 제2차 세계대전 당시 핵폭탄의 방사선량이 평균 20mSv였다는 사실과 비교한다면 진단용 방사선을 결코 가볍게 생각할 수 없을 것이다. 일부 진단의 경우 방사선에 노출된 채 8시간 이상의 시술이 이어지기도 해서, 대

상자가 과다 피폭으로 인한 피부 손상이나 탈모 등을 겪는 경우도 있다.[2)]

특히 오늘날 일반화된 CT 촬영의 경우 방사선 피폭선량이 크다. 미국 콜롬비아 대학의 연구팀이 미국의 전문지인 〈레디오로〉에 발표한 연구 결과를 보면, CT의 피폭선량은 유방암 X선 검사의 100배로, 한 번 검사에 1200명 가운데 1명을 암으로 사망하게 할 가능성이 있다고 한다.[3)]

2002년 영국에서 실시한 ImPACT(Image performance accessment of CT)의 자료에서는 CT 검사로 인한 방사선량이 같은 부위를 X선 촬영했을 때보다 최대 400배까지 많은 것으로 나타났다. 국제방사선방어위원회(IORP)의 분석에 따르면, 10년 전만 해도 CT 촬영의 빈도가 전체 방사선 검사의 2%에 불과했지만, 최근 10~15%까지 그 비중이 늘어났다고 한다. 일상적인 건강검진 및 질병 조기 발견과 치료를 위해 CT 촬영이 보편화되면서 환자의 방사선 피폭선량은 더욱 늘고 있다.[4)]

MRI는 방사선 노출의 위험은 없으나 아주 강력한 자기장이 나오므로 또 다른 부작용의 위험이 있으며, PET도 몸 안에 미량이나마 방사선 물질이 들어가기 때문에 특이체질의 경우 부작용이 발생할 가능성이 있다.

검진 장비가 저잖은 문제점을 낳고 있는데도, 우리나라 국민의 검사 장비 이용률은 세계 최고 수준이다. 약을 과용하고, 병원에 대한 의존도가 높은 국민성이 검사 이용률에서도 여실히 드러나고 있다. 우리나라는 인구 100만 명당 CT 대수가 30.7대로 선진국에 비해 2배 이상 과잉 보급되어 있고, MRI 대수는 7.8대로 영국의 4.5대, 뉴질랜드의 2.6대보

다 훨씬 많다.[5]

다른 나라보다 많은 검사 장비를 갖추고 있는데도, 유명 종합병원에서 MRI나 PET 등의 검사를 받으려는 환자들은 미리 예약하고 기다려야 하는 실정이다. 병원의 장삿속과 의료 소비자들의 건강에 대한 지나친 염려가 맞물려 과잉 검진 열기는 더해 가고 있다.

검사를 많이 하고 자주 하면, 그만큼 검사 부작용이 발생할 위험성이 높아진다. 진단 장비에 의한 방사선 피해 외에도 검사 약물로 인한 쇼크사, 내시경 검사로 인한 출혈 등 실제 검사 과정에서 적잖은 부작용 사례가 나타나고 있다. 검사는 안전할 것이라는 생각은 착각이다. 의학적 조치에서 온전히 안전한 것은 없다. 치료뿐 아니라 검사에 있어서도 효율성과 위험성을 제대로 알고 임해야 할 것이다.

오늘날 현대의학의 과잉 검진이 낳은 또 하나의 부작용은 사람들에게 건강에 대한 불안감을 심고 있다는 것이다. 첨단 검진 장비는 몸 구석구석을 정밀하게 검사하다 보니 인체의 아주 작은 이상도 발견해 낸다. 그러나 그다지 걱정할 필요가 없는 경우가 많다. 이를테면 폐 사진에 나타난 흰색 반점은 이전에 생긴 염증의 흔적에 불과할 수도 있다.

그러나 사람들은 많은 비용을 들여 관련 검사를 받은 후에야 비로소 그 사실을 확인하고 안심한다. 그로 인해 들어가는 엄청난 검사 비용도 무시할 수 없다. 그럼에도 의학계는 끊임없이 조기 검진에 신경을 쓰라고 강조하면서 과잉 검진을 일삼고 있다.

과잉 검사를 부추기는 의학은 결국 건강염려증을 키우는 결과를 낳기도 한다. 특히 오늘날 의학계는 검사 방법만 빠르게 발전하고 치료 면에서는 발전이 거의 없다 보니, 질병을 조기에 발견해 그만큼 심리적으로 고통스런 시간을 늘리는 경우가 많다. 질병을 조기에 발견하거나 예방 조치를 취하더라도, 이것이 실제로 고통을 줄이고 생명을 연장하지 못하는 경우가 태반이다.

결국 조기 발견은 마음마저 병들게 하고, 이로 인한 스트레스는 병을 더 악화시킨다. 진정한 의학의 진보란 조기 발견하는 것이 아니라 늦은 발견이라도, 혹은 때늦은 병이라도 낫게 할 수 있는 치료법을 개발하는 것이리라.

실효성 없는 인플루엔자 예방접종

예방의학의 하나인 예방접종 역시 안전하다고 할 수 없다. 예방접종은 전염성 질환을 예방하기 위해 미생물의 병원성을 제거하거나 약하게 만들어 인체에 접종하는 것을 말한다. '병원체'라고 부르는 병을 일으키는 세균이나 바이러스의 일부분을 인체에 넣으면 우리 몸에서 '항체'라고 부르는 방어물질이 만들어져, 그 병원체가 다시 침입했을 때 병에 걸리지 않는 원리를 이용한 것이다. 예방주사는 인공적으로 체내에 면역체를 형성하는 것으로, 면역원으로 사용되는 접종액을 넓은 의미로 백신이라고 한다.

그러나 예방접종을 했다고 해서 그 질병을 완전히 예방하는 것은 아니다. 홍역, 볼거리, 풍진, 수두 등은 예방접종 효과가 높지만, 결핵에 대한 BCG, 장티푸스, 콜레라 등은 예방접종 효과가 낮다. 더욱이 콜레라의 경우 3~6개월이 지나면 효과가 없어진다.

홍역의 경우는 예방접종을 해도 면역력이 생기지 않는 이들이 있다. 원래 홍역은 한 번 앓고 나면 다시 걸리지 않는 영구 면역성 질환인데, 예방접종을 받은 사람 가운데 소수는 성인이 되어 다시 홍역을 앓는다. 이 경우 자연 상태에서 앓는 홍역보다 그 증상이 심각하게 나타나서 문제가 되기도 한다.

예방접종에서 더욱 문제가 되는 것은 부작용의 위험성이다. 열이 나고 주사 맞은 부위가 붓는 등 가벼운 부작용은 저절로 회복되는 것이 일반적이지만, 드물게는 심각한 부작용이 나타난다. 지능장애가 오거나, 최악의 경우 죽음에 이르기도 하는 등 비록 가능성은 적다고 해도 실제로 발생하고 있다. 따라서 예방접종을 할 때는 부작용의 위험 빈도와 질병에 걸릴 위험 빈도를 잘 비교해 보고 신중하게 선택해야 한다.

일본 마에바시(前橋) 시 인플루엔자 연구반이 실시한 1984년 조사를 보면, 인플루엔자 예방접종이 얼마나 효과가 없는지를 잘 말해 준다. 이 조사 결과에 따르면 인플루엔자 예방접종을 하지 않은 지역의 인플루엔자로 인한 결석률은 42.8%인 데 비해, 예방접종을 한 지역은 51.9%로 높게 나타나 그 효율성에 의문을 낳기도 했다.[6]

독감이나 뇌염 등 계절적으로 유행하는 질병에조차 일일이 예방접종을 하는 것은, 백신의 부작용 위험성을 고려할 때 바람직하지 않다. 콜레라처럼 예방접종보다는 환경이나 개인위생이 중요한 경우에는 굳이 예방접종을 강조할 필요가 없을 것이다.

우리의 면역계는 적당히 병을 앓으면서 자연치유력이 활성화되고 강화되어 간다. 감기를 앓고 난 다음 면역력이 강화되거나, 평소 잔병치레가 많은 사람이 오래 사는 것도 적당한 자극이 오히려 면역계를 활성화시키기 때문이다. 몸이 스스로 치유력을 발동해 질병을 이겨 내면서 질병 치유에 대한 노하우가 쌓이는 것이다.

그러나 자연치유력이 활동할 기회를 주지 않으면 면역 시스템은 무력해진다. 역경을 이겨내면 더욱 강건해지는 것은 우리의 정신뿐만 아니라, 신체 역시 마찬가지이다. 홍역을 직접 앓으면서 얻은 면역력과 예방접종으로 얻어진 면역력은 결코 같지 않을 것이다.

평소 건강하고 감기도 전혀 앓지 않던 사람이 한 번 병에 걸리면 일어나지 못하는 것도, 면역계가 일을 할 기회가 없었기에 병에 대처하는 노하우를 쌓지 못했기 때문일 것이다. 따라서 유아들 역시 심각한 질환을 일으킬 수 있는 예방접종을 제외하고는, 적당히 병을 앓으면서 면역계를 강화하는 것이 바람직하다.

오늘날 현대의학이 말하는 예방의학은 그 실효성 면에서 많은 의문을 낳고 있다. 그럼에도 사람들은 '예방의학'이라는 용어 때문에 '병을 예방해 줄 것'이라고 굳게 믿는다. 그로 인해 과잉 검사를 하고 과잉 치료를 받으며, 부작용 피해를 입기도 한다.

그래서 미국의 소아과 전문의이자 의학 저술가인 로버트 멘델존은

"현대의학은 오해를 불러일으키는 예방의학이라는 명칭의 사용을 즉각 중지하라"고 말하기도 했다.[7]

진정한 예방이란 자신의 생활 관리를 통해서만 이루어질 수 있다. 병을 부추기는 생활습관을 바로잡는 것이 발병의 원인을 없애는 것이다. 발병 요인을 줄이는 방법과, 건강한 생활 관리의 구체적인 방법 등을 의료 소비자들에게 알리는 것이 현대의학이 해야 할 진정한 예방의학일 것이다.

---

1) 미요시 모토하루, 『의사와 약에 속지 않는 법』, 98쪽, 랜덤하우스중앙
2) 의협신문, 2007년 7월 5일자 14면
3) 장수건강연구회, 『죽을 확률』, 167쪽, 홍익출판사
4) 의협신문, 2007년 7월 5일자 15면
5) 한겨레, 2003년 5월 14일자 25쪽
6) 미요시 모토하루, 『의사와 약에 속지 않는 법』, 43쪽, 랜덤하우스중앙
7) 로버트 S 멘델존, 『나는 현대의학을 믿지 않는다』, 226쪽, 문예출판사

말기 의학,
삶이 아닌 죽음의 연장

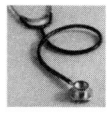 현대의학의 발달은 예전에는 바로 사망할 응급 상황의 환자를 살려 내기도 한다. 심폐소생술에서부터 인공호흡기에 이르기까지 현대의학의 첨단 테크놀로지는 아직도 살아야 할 시간이 많이 남은 사람들을 갑작스러운 죽음에서 구해 내고 있다.

그러나 죽음을 앞둔 고령자가 단지 생존의 시간을 연장하는 데까지 지나치게 이용되고 있다. 이미 가망이 없는 말기 환자에게 지나치게 적극적인 치료를 해서 무의미한 고통의 시간을 연상시키는 경우가 많다.

현대의학의 발달이 생의 마지막에 이른 사람들의 자연스런 죽음을 방해하고, 생명을 부당하게 연장하고 있는 것이다. 이것은 '생명의 연장이 아니라 죽음의 연장일 뿐'이라는 자각의 소리가 현대의학계 내에서도 높게 일고 있다.

가망이 없는 고령 환자에게 과도한 치료로 엄청난 경제적 부담을 주는 것도 문제이다. 실제 병원에서는 인생의 마지막에 이른 고령자가 인공호흡기를 쓰고 몇 년간 입원하는 바람에 재산을 모두 날리고 빚까지 지는 경우도 있다.

현대의학은 무조건 생명을 살리는 데만 의미를 두고 있다. 어떻게 살아 있느냐보다 그저 살아 있으면 된다고 여기는 것이다. 그러다 보니 '생명의 존엄'이라는 이름 아래 '인간으로서의 존엄'이 무시되고 있다. 죽음을 피하지 못할 텐데도, 심폐소생술을 받고 인공호흡기에 의지해 목숨을 연장하고 있는 고령자가 과연 행복해할지를 한번 생각해 보아야 한다.

삶이 품위가 있어야 하듯이 죽음 또한 품위가 있어야 하고, 인간으로서의 존엄성이 지켜져야 한다. 죽음을 앞두고 있는 고령자가 자연스럽게 죽을 권리, 즉 불필요할 뿐 아니라 심지어 잔인하기까지 한 현대 테크놀로지에 시달리지 않고 죽을 수 있는 최소한의 권리가 보장돼야 한다. 연명 지상주의를 고령자 의료의 원칙으로 하는 현대의학의 방침은 어떤 식으로든 개선이 되어야 한다.

노인들이 평온하게 죽음을 맞이할 수 있도록 돕는 것도 의학의 역할이다. 생의 마지막을 병원에서 온갖 검사에 시달리고, 급기야 온몸이 바늘에 찔리고, 튜브에 감기고, 자연스런 죽음마저 거부당한 채 고문처럼 목숨을 연장하고, 그러면서 가족들에게 엄청난 의료비 부담을 떠안길 것이 아니라, 평온하게 생의 마지막을 맞을 수 있도록 해 주는 것이 가장 좋은 배려일 것이다.

집에서 사랑하는 가족들이 지켜보는 가운데 준엄한 작별의 시간을 갖고 편안하게 임종을 맞을 수 있도록 해 주어야 한다. 그런 배려를 해 줄 수 있는 사람이 바로 의사이다. 고령 환자가 임종이 가까워 오면, 의학적 치료를 하기보다는 정확히 사실을 알리고 자택에서 편안하게 생을 마감하도록 설명해야 한다.

그러나 우리의 현실은 병원에서 인공호흡기를 달고 임종을 맞거나, 집으로 가더라도 온갖 의학적 처치를 거친 후에 의식불명 상태가 되어 돌아가는 경우가 대부분이다. 고령 환자가 의식이 있을 때 스스로 뭔가를 판단하고, 생을 정리하고, 가족들과 작별할 시간을 주는 배려가 전혀 없다.

인도 사람들은 죽을 때가 가까워지면, 갠지스 강가의 성스러운 도시 바라나시로 가서 갠지스 강가에서 죽음을 맞는 오래된 전통이 있다. 힌두 신앙에 의하면 바라나시의 갠지스 강 가까이에서 죽으면 그 영혼이 생과 사의 윤회에서 풀려나 바로 천국으로 들어간다고 한다. 자신의 믿음에 따라, 자신의 의지에 따라, 그 강변에서 맞는 죽음은 어떨까? 그 깊이를 온전히 알 수는 없지만, 적어도 병원 침대에서 의료 테크놀로지에 의해 자연스런 죽음을 방해받는 것과는 비교도 되지 않을 만큼 평온하고 충만할 것이다.

하버드 의대 출신의 신경정신과 의사이자 인류학자인 멜빈 코너(Melvin Konner)는 이렇게 말한다. "인도 갠지스 강둑에서 맞는 훌륭한 죽음처럼, 사람마다 분명히 그런 훌륭한 죽음이 있을 것이다. 그것이 무엇이든 병원의 차가운 병상에서 맞는 것은 아닐 것이다. 환자의 훌륭한 죽음은 의사와 간호사가 그들의 노력이 더 이상 생명을 살리지 못할 것을 알고 포기할 때 병원 밖에서 가장 잘 일어날 수 있다."고령 환자가 차가운 병원이 아니라 가족들의 품에서 임종을 맞아야 한다는 말이다.[1]

죽어 가는 노인에게 필요한 것은 전문적인 치료가 아니라, 그들의 마지막 삶에 대한 배려와 따뜻한 보살핌이다. 가족들의 보살핌 속에서 그들이 삶의 마지막을 보낼 수 있도록 도와주는 것이 의학의 참된 역할일 것이다.

고령자 과잉 치료의 또 다른 폐해

연명 지상주의 외에도 현대의학은 노인 건강에 대한 배려 없이 과잉 치료를 일삼고 있다. 그 대표적인 예가 젊은 사람과 동일한 진단기준을 적용해 약을 처방하는 것이다.

고혈압을 예로 들어보자. 사람들은 고혈압을 방치하면 금방이라도 중풍이나 심근경색으로 발전한다고 생각하는 경향이 있다. 물론 중증의 고혈압을 방치하면 위험한 상황에 처하는 것은 사실이다.

그러나 인간이 나이가 들면서 혈압이 오르는 것은 자연스러운 현상이다. 노년이 되면 몸이 점점 굳어지는 것처럼 혈관도 노화 현상으로 조금씩 굳어져 동맥이 경화된다. 그러다 보니 순환이 원활하지 못해 혈액을 온몸 구석구석까지 보내기 위해서는 혈액의 압력, 즉 혈압이 더 필요하게 된다.

혈관이 굳어지면 혈압이 좀 더 강해야 하므로 노화가 진행됨에 따라 필연적으로 혈압이 올라가게 되는 것이다. 즉 고령이 되면 어느 정도 혈압이 오르는 것이 정상적인 생리 작용이다. 그런데 약으로 혈압을 떨어뜨리면 당장 혈압은 내려가겠지만, 노쇠한 몸이 전신으로 혈액을 보내는 데 필요한 혈압을 확보하지 못해 뇌로 공급되는 혈액 부족으로 중풍, 치매, 우울증 등을 일으킬 수 있다. 상황이 이런데도 병원에서는 혈압이 높은 노인들에게 혈압을 낮추는 약을 반드시 처방하고 있다.

콜레스테롤이나 중성지방 수치를 떨어뜨리는 데 쓰는 약도 마찬가지이다. 심근경색 등 동맥경화성 질환을 예방하는 데 사용되는 이 약은 본래 나이가 젊은 당뇨병 환자 등 심근경색 위험이 아주 높은 환자에게 써야 하는 약이다. 그런데 폐경기가 지난 고령 여성에게 주로 처방되고 있다. 나이가 들면 어느 정도 동맥경화가 진행되고 콜레스테롤 수치가 상승하는 것은 자연스러운 노화 현상이다. 고령자에게 젊은 사람과 동일한 진단기준을 적용해 투약하면 부작용의 위험성만 커질 뿐이다.

노쇠한 몸은 좋은 약에도 타격을 받을 수 있다. 노인들은 생리 기능이 저하되어 있기 때문에, 같은 약을 같은 양으로 먹어도 분해 및 배출 속도가 청장년보다 느려 부작용의 위험 부담이 그만큼 크다.

일반적으로 나이가 들면 약물을 대사하는 간과 신장의 기능이 현저하게 떨어진다. 복용한 약 성분이 배출되는 데도 시간이 많이 걸린다. 그런데 이전에 복용한 약 성분이 배출되기도 전에 또다시 약을 먹으면 신장과 간에 큰 부담을 주기도 한다. 특히 나이가 들면 간 대사 효소의 활성 저하를 초래하는 간 청소율이 감소되어 체내에서 약이 원활하게 대사되지 못한다.

이미 간과 신장이 병든 노인이라면 치명적일 수 있다. 간의 이상은 혈액검사를 통해 미리 파악할 수 있지만, 신장의 경우 혈액검사만으로는 상태를 정확히 파악할 수 없으므로 큰 부작용을 낳기도 한다. 따라서 노인은 어떤 경우든 약물이 과용 상태에 이르지 않도록 주의해야 한다. 그러나 이런 상황을 감안하지 않는 처방 때문에 대부분의 노인 환자들이 지나치게 많은 약을 복용하고 있다.

2004년 분당 서울대병원 노인병센터에서 65세 이상의 내과 환자 250명을 대상으로 약물 복용 여부를 조사한 결과, 조사 환자의 78%가 3개 이상의 만성질환을 갖고 있으며, 4가지 이상의 약물을 먹는 환자가 39%로 나타났다. 또한 이들 환자 가운데 7%가 약물 부작용으로 병원에 입원한 것으로 나타났다. 간과 신장 기능이 떨어져 약물의 대사, 배설 기능이 제대로 이루어지지 않는 이들에게 특히 약물 부작용이 많았다. 이 조사를 통해 심장센터와 뇌신경센터에서 동시에 진료받는 환자 가운데 혈압 강하제, 고지혈증 치료제, 혈소판 응집억제제 등을 중복해서 처방받는 문제점이 드러나기도 했다.[2)]

부작용의 위험을 감안하면 고령자는 약을 쓰지 않는 것이 나을지도 모른다. 이런저런 의학적 수치나 건강 지표에 과민하게 반응해 약을 달고 살기보다는 과식을 피하고, 가볍게 운동하고, 하고 싶은 일을 하면서 즐거운 마음으로 여생을 보내는 것이 더 자연스럽고 바람직한 건강법일 것이다.

---

1) 멜빈 코너, 『현대의학의 위기』, 301~302쪽, 사이언스북스
2) 서울신문, 2005년 1월 10일자 27면

고비용 저효율 치료의 대명사

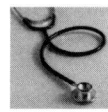오늘날 현대의학은 고비용 저효율 치료의 대명사가 되고 있다. 가족 가운데 누군가 큰 병에 걸리면 집안 살림이 바닥나는 경우도 있다. 또한 국민보건 시스템에 들어가는 비용이 폭발적으로 늘어나 의료보험 재정도 바닥을 드러내고 있다. 그러나 의약품과 의료 장비를 생산하는 다국적 회사들은 고수익을 올리고 있으며, 대형 종합병원들은 날로 번창하고 있다.

현대의학은 속속 새로운 검사 장비와 신약, 치료법을 내놓는다. 그러나 서민에게는 치료는커녕 검사받는 것조차 부담스런 고비용의 검진이 많다. 암을 정밀 진단할 때 쓰는 PET-CT의 경우 검사 비용만 100만 원에 달한다. 현대의학은 특히 고가의 검사 장비가 많기 때문에 의료 비용이 가파르게 상승하고 있다.

새로운 치료법이 개발되면 될수록 비용은 치솟는다. 신장투석의 경우 1990년대 말부터 새롭게 등장한 복막투석 기술은 1990년대 초까지 행해지던 기존 치료법보다 약 3배의 비용이 든다. C형 간염 검사의 경우 1990년대의 일반적인 검사법 대신 미국의 카이론사가 특허 출원한 검사법을 사용하면 비용이 무려 20배나 높아진다.

이렇듯 의료비는 가파르게 상승하고 있지만, 국민의 건강 수준은 나아지지 않고, 의료 시스템에 대한 만족도는 오히려 낮아지고 있다. 이런 현실은 선진국도 예외가 아니다. 미국의 경우 의료비가 국민총생산(GNP)에서 차지하는 비율이 1960년대 5.1%에서 1994년 13.7%로 증가했는데, 이는 국방비의 3배, 교육비의 19배 규모이다. 의료비가 늘어나면서 기업들이 부담하는 건강보험료도 빠른 속도로 증가해, 2004년 미국 기업의 근로자 1인당 부담액은 연평균 3000달러에 달하고 있다. 이는 물가상승률이나 임금상승률의 3배이다. 기업은 의료보험료 부담 때문에 정규 직원의 고용을 꺼리고, 미국 정부 역시 의료비 부담으로 골머리를 앓고 있다.[1]

영국의 주요 의학 잡지 〈란셋〉에 실린 「미국 의학의 위기」라는 논문에는 "국민총생산의 내역을 보면, 미국은 다른 어떤 나라보다도 국민 건강에 많은 돈을 쓰고 있다. 그러나 미국 사람들은 점점 더 만족스러운 의료를 받지 못하고, 의료비만 계속 상승하고 있다"[2]고 한다. 현대의학의 메카인 미국이 직면한 이런 의료 현실은 현대의학의 고비용 저효율 구조를 단적으로 보여 주고 있다.

현대의학이 주류 의학인 다른 나라들도 마찬가지이다. 우리나라는 세계에서 병원과 약에 대한 의존도가 유난히 높기 때문에 국민이 부담하는 의료비 지출액도 높은 편에 속한다. 우리나라 국민의 의료기관 이용횟수는 1인당 연간 13.2회로 선진국과 비교하면 2배가량 높다. 특히 국민 1인당 병원 외래 이용횟수는 연간 12.3회로 경제협력개발기구(OECD) 국가의 평균보다 2배가량 높아 세계 최고 수준으로 나타났다.[3]

현대의학이 주도하는 의료 환경 속에서 의료비가 증가하는 가장 큰 이유는 완치요법이 아니라, 증상만 다소 완화시키는 증상완화법이 중심이 되고 있기 때문이다. 질병을 근본적으로 치유하는 것이 아니기 때문에 병원에 계속 가야 하고, 의학적 관리를 지속적으로 받아야 한다. 의료비가 증가할 수밖에 없는 상황이다. 현대의학 자체의 한계로 인해 고비용 저효율 구조를 낳고 있는 것이다.

거기에 우리 사회 전반에 만연한 의료 상업주의가 의료 비용의 증가를 더욱 부추긴다. 경제 논리로 움직이는 세상에서 병원 역시 이윤을 추구하는 기업이 되었다. 의사가 다른 직업보다 오랜 기간 많은 비용을 들여 전문적인 교육과 훈련을 받아야 하기에, 그에 상응하는 사회적 대우와 보수를 받고 싶은 것은 어쩌면 인간의 당연한 심리인지도 모른다.

게다가 하루가 다르게 변화하는 현대의학의 의료 환경에 발맞추어 병원을 운영하기 위해서는 적잖은 유지 비용이 드는 것도 사실이다. 이런 현실 속에서 의료계에만 '윤리'를 기대하는 것은 억지인지도 모른다. 그러나 없는 병도 만들 만큼 만연한 의료 상업주의가 의료 비용에 대한 부담을 날로 가중시키고, 그로 인해 현대의학의 효용성은 더욱 떨어지고 있다.

최근 최첨단 암 치료 장비인 '양성자 치료기'가 국내에 처음으로 도입되어 주목을 받았다. 360억 원이나 하는 이 고가의 장비를 이용해 한 번 치료를 받는 데 2000만 원에서 5000만 원 정도의 비용이 든다고 한다. 과연 이 치료를 받을 수 있는 사람이 얼마나 될까?

'그림의 떡'처럼 여겨지는 고가의 약도 많다. 백혈병과 위장관 기질암(GIST)에 쓰는 글리벡을 예로 들어보자. 글리벡은 백혈병의 발병을 억제하는 약품으로, 복용을 중단하면 재발하기 때문에 계속해서 이용해야 하는 의약품이다. 다국적 제약회사인 노바티스가 개발해 20년간 지적재산권을 갖고 있는 글리벡은 한 알에 무려 2만 3045원이나 하는 고가의 약으로 보험 적용 대상도 좁다.

실제 글리벡으로 치료해야 할 질병 가운데 현재 보험 적용이 되지 않는 초기 만성 골수성 백혈병, 위장관 기질암, 만성 골수성 백혈병 등의 환자들은 글리벡을 하루 평균 4~10정을 복용하므로, 한 달 평균 274만 6700~553만 800원 정도의 약값이 든다. 글리벡의 제조사는 의약품의 독점을 빌미로 원가를 무시하고 폭리를 취하고 있으며, 그로 인해 환자들은 비싼 약값을 감당하느라 허리가 휘고 있다.

다국적 제약사들은 그동안 마음대로 약값 인상을 요구해 왔고, 요구가 관철되지 않으면 공급을 중단하겠다는 위협해 왔다. 그로 인해 고비용 저효율 구조는 더욱 심화되고 있다. 인류의 생명에 직접적인 영향을 미치는 약물에 대해서는 특허를 불허하거나, 특허 기간을 제한하는 제도의 도입이 절실히 필요하다.

현대의학에 비해 자연의학이나 대체의학은 대체로 저비용 구조이다. 자연의학 가운데는 의료 소비자가 쉽게 배워서 집에서 비용을 들이지 않고 실천할 수 있는 것도 있다.

좋은 의술이란 질병을 제대로 치료하는 것이어야 한다. 또한 부자나 서민이 모두 부담 없이 치료를 받을 수 있는 경제성이 있어야 한다. 만약 부자들만 치료가 가능한 고비용의 치료라면 결코 좋은 의술이라고 할 수 없을 것이다.

의료 소비자들이 원하는 것은 복잡한 장비와 기구에 의존하는 고비용의 치료가 아니라, 비용 부담이 적고 효율적인 치료이다. 그러나 오늘날 현대의학은 국민보건 시스템에 엄청난 비용이 들어가게 하고 환자의 경제적 부담도 계속 늘게 하면서, 국민의 건강 상태 개선에는 도움을 주지 못하고 있다. 아니 오히려 병을 부추기거나 병에 대한 불안감을 키우고 있다. 이것이 우리가 맹목적으로 의지해 온 최첨단 현대의학의 현주소이다.

---

1) 한국경제, 2004년 8월 21일자 7면
2) 멜빈 코너, 『현대의학의 위기』, 19쪽, 사이언스북스
3) 세계일보, 2002년 10월 30일자 21면

휴머니즘을 잃은
기계적인 의사

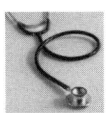 오늘날 현대의학은 기술적인 한계나 고비용 문제뿐만 아니라 '환자와의 인간관계 상실'이라는 또 다른 문제를 낳고 있다. 2세기를 걸쳐 오면서 의학은 과학적인 속성을 얻은 대신 인간적인 모습을 잃었다. 의학이 너무 과학기술에만 의존하다 보니, 질병으로 고통받는 환자를 위로하고 격려해 치유의 힘을 배가시키는 의료의 본분을 잊게 된 것이다.

생명을 존중하고 사람에 대한 정성을 기본으로 삼았던 의사의 사명감이 사라진 의료 일선에서 환자들의 고통은 커지고 있다. 의사는 고통받는 환자의 '따뜻한 동반자'에서 질병을 연구하는 '차가운 과학자'로 그 역할이 바뀌었고, 의료 현실은 더 이상 의술(醫術)이 인술(仁術)이기를 기대할 수 없게 되었다.

이런 현실을 낳은 것은 과학기술이 의학의 중심이 되면서부터이고, 경제 논리가 세상을 움직이게 되면서부터이다. 병원 역시 이윤을 추구해야 하는 기업이 되면서, 의사와 환자의 따뜻한 동반관계는 사실상 기대할 수 없게 되었다. 가능한 한 많은 환자를 진료해야 하고, 이윤이 큰 치료를 해야 병원을 운영할 수 있는 현실 속에서, 의사는 의료 사업가로 변해 가고 있다.

오늘날 병원에서는 환자와의 소통을 기계가 대신한다. 의사는 그저 컴퓨터 모니터를 통해 환자의 병든 부위를 볼 뿐이다. 효율성과 정밀성에 매여 있는 의사들은 점점 환자 개개인에 대한 따뜻한 마음과 연민을 잃어 가고 있다.

최첨단 현대의학은 환자와 의사 사이에 벽을 만들고, 의학, 의술, 의료는 단순히 지식과 테크놀로지 차원을 넘지 못하고 있다. 소위 '진보'라 불리는 의학기술로 인해 의사는 계속 환자로부터 멀어지고 있는 것이다.

기계적 의학에 대한 반성은 현대의학계 내에서도 꾸준히 제기되어 왔다. 미국에서 과학적 의학이 태동할 무렵부터 존스홉킨스 의대 교수인 윌리엄 오슬러(William Osler)와 하버드 의대 교수인 프랜시스 피바디(Francis Peabody)는 휴머니즘을 잃은 의학을 강하게 비판했다. 이들은 미국 현대의학의 산실이라고 할 수 있는 두 의과대학을 대표하는 영향력 있는 의사들로, 과학적 의학을 인간적 요소를 희생시키는 무자비한 것으로 비판했다. 이들 외에도 많은 서구의 의사들이 의료 윤리를 잃은 현대의학에 대해 반성과 비판의 목소리를 높여 왔다.

보스턴 의대 교수이자 철학 교수이기도 한 알프레드 토버(Alfred Tauber)는 의사가 지켜야 할 첫 번째 원칙은 과학적 자세가 아니라 의료 윤리를 지키는 것이고, 의학은 본질적으로 환자와의 대화이며, 환자에 대한 이해이며, 환자에 대한 배려라는 점에서 윤리이며 철학이라고 말한다.

그는 또한 "나는 의사로서, 모든 의사들이 환자를 돌본다는 것의 도덕적 의무와 기회를 의식적으로 되새겨야 한다고 생각한다. 의료 윤리는 의료적 시술이나 과학에 단지 '부가' 되어서는 안 되며, 윤리가 모든 의학적 노력을 지배한다는 것을 인식해야 한다"[1]고 역설한다. 의료 윤리를 강조해 온 그는 의사로서 환자를 보살피는 일에 점점 무관심해지고 있는 현대의학을 강하게 비판한다.

의사와 환자의 동반관계의 상실은 단지 의료 윤리 차원으로 끝나는 문제가 아니다. 환자의 치유에도 큰 영향을 미친다. 저명한 의사였던 프랜시스 피바디는 이렇게 말한다. "의사의 가장 핵심적인 자질 중 하나는 인간에 대한 관심이다. 왜냐하면 환자를 잘 치료할 수 있는 비결은 바로 환자를 염려하는 마음에 있기 때문이다."[2]

질병으로 고통받는 이들이 원하는 것은 나른 무엇보다 의학의 따뜻한 보살핌이고, 그것이 질병 치유에도 직접적인 힘으로 작용한다. 그래서 프랜시스 피바디는 '환자를 다시 의사의 주인으로 되돌리자'고 주장한다.

의사로서 소명을 다해 환자를 보살피고 환자가 자신의 담당 의사를 깊게 신뢰할 경우, 그 믿음이 만든 심리적인 영향으로 치료 효과는 놀랄 만큼 높아진다. 이미 과학적으로 증명된 이론인 '위약 효과'가 바로 그런 사실을 말해 주는 예이다.

프랑스의 약사 에밀 쿠에(Emile Coue)는 팔던 약이 떨어지자 유효 성분이 전혀 없는 가짜 약을 탁월한 약효가 있는 약이라고 팔았다. 그런데도 가짜 약을 먹은 사람들이 효과가 있다며 계속 찾는 것을 보면서 플라시보 효과, 즉 위약 효과라는 이론을 만들었다.

그는 훗날 정신요법으로 질병을 치료하는 자기 암시요법의 대가로서 활동하기도 했다. 병에 아무런 효과가 없는 약이라고 해도 반드시 낫는 특효약이라는 믿음을 심어 주면 진짜로 낫는다는 위약 효과는 결국 긍정적인 마음의 힘이 얼마나 중요한가를 잘 말해 준다.

위약 효과는 의사들이 과학기술에만 의존하지 말고 환자의 마음과 감정에 관심을 기울여야 하는 이유를 설명하고 있으며, 환자에게는 의사를 신뢰하는 것이 치유를 앞당기는 길이라는 것을 보여 준다.

마음 자세를 어떻게 갖느냐에 따라 우리 몸의 호르몬 분비가 달라지고, 순환 기능이 달라지며, 면역력에도 엄청난 영향을 미친다. 환자의 긍정적인 생각과 의지는 병을 이겨 낼 수 있는 더없이 좋은 약이다. 자신의 담당 의사를 신뢰하고 자신을 살려 낼 것이라고 믿는 마음이 치료 효과로 그대로 나타나는 것이다.

환자에게 그런 믿음을 심어 주는 의사야말로 진정 유능한 의사일 것이다. 환자의 마음을 잘 다독이고 강한 믿음을 심어 주는 의사의 자질은 기술적인 실력보다 더 큰 힘을 발휘하기 때문이다.

진정한 의사는 환자와 아픔을 공유하는 사람

보스턴 의대 교수이자 철학 교수이기도 한 알프레드 토버는 의학적 처치보다 중요한 의사의 역할에 대한 기억을 이렇게 고백한다.

"20대 초반의 만성 천식 환자인 조이스는 병원을 들락거리면서 살았다. 그날도 병원으로 실려 왔고, 내가 실시한 투약 조치에도 전혀 효과가 없었다. 천식과 급성 알레르기에 대한 나의 전문적인 식견에도 불구하고 그녀의 발작을 멈추게 할 수가 없었다. 좌절감을 느끼면서 당직 마취과 전문의를 불렀다. 그도 나와 같은 레지던트였다. 그는 기록을 재빨리 훑어보고 조이스 곁으로 갔다. 나는 그에게 환자를 넘기고 다른 일을 보러 갔다. 45분쯤 후에 병동에 돌아왔을 때, 그는 여전히 조이스의 침대 곁에 앉아 그저 이야기를 하고 있었다. 그의 혼잣말의 요지는 곧 나아질 테니 안심하라는 것이었다. 그는 그녀 곁에서 이렇게 말로 위안을 해 주면서 3시간 넘게 있었다. 더 이상의 약물도, 삽관 조치도 없었다. 결국 새벽 두 시쯤 그기 일이었을 때, 조이스는 편안하게 숨을 쉬고 있었다. 그는 내가 앉아 있던 간호사실을 지나치면서 조이스의 약물을 소량만 조절하면 될 것이고, 내일이면 퇴원할 수 있을 것이라고 담담하게 말했다. 옳은 말이었다. 그는 대화를 통해 그녀를 천식의 발작에서 구해 낸 것이다. 그녀의 기관지 수축을 어찌할 수 없어 화를 냈던 게 생각났다. 조이스가 편안히 잠들어 있는 것을 바라보며 나는 부끄러움을 느꼈다."[3] 우리가 거창하게 평가하는 첨단 의료 테크놀로지보다 환자의 마음을 잘 다독이는 것이 얼마나 큰 힘을 갖고 있는지 단적으로 보여 주는 일화일 것이다.

실제 임상 현장에서는 이런 일들을 흔히 겪는다. 도저히 의학적 이론으로는 설명할 수 없는 일을 경험하면서 환자의 마음을 움직이는 의사야말로 진정 뛰어난 명의라는 사실을 깨닫게 된다.

의사로서 세월을 거듭하면서 느끼는 것이 '의사는 환자와 아픔을 공유하는 사람'이라는 것이다. 환자가 가진 질병의 고통을 함께 공유한다는 인식을 확실히 가질 수 있을 때, 비로소 현명한 판단과 좋은 기량을 낼 수 있고, 제대로 치료할 수 있을 것이다. 의학은 근본적으로 사람의 일이며, 사람을 사랑하지 않고서는 걸어갈 수 없는 길이다.

그러나 오늘날 의사들은 환자의 아픔을 이해하는 데 필요한 기초 교육을 거의 받지 못하고 임상에 투입되고 있다. 의과대학에서 학생들에게 요구하는 것은 한 권에 1000여 페이지나 되는 교과서를 10여 개의 전문 분야별로 읽고 이해하고 암기시키는 일이다. 사랑, 친절, 위로, 연민 등 인간의 정서적 미덕은 전문적 지식 습득에 방해가 된다고 여긴다. 환자의 아픔을 공감하고 동감하는 마음이 더없이 필요하고 중요한데도, 그것을 배우지 못하는 의대 교육의 현실이 안타깝기만 하다.

머리만 좋지 가슴은 차갑고, 많은 지식을 쌓아도 정작 중요한 의사의 자질이 부족한 기계적인 의사만이 배출되고 있다. 의과대학의 정규 교육 과정에서부터 환자의 아픔에 공감하는 법, 환자와 대화하는 법, 의료 윤리의 진정한 효율성 등을 교육해야 할 것이다.

환자의 불신, 커지는 직업적 회의

기계 의존적 치료법이 초래하는 비인간화, 의사와 환자 간의 소통 부족은 결국 불신의 골을 깊게 만들었다. 급증하는 의료분쟁 역시 이런 현실을 잘 보여 주는 지표일 것이다.

26년 전 내가 의사가 되었을 때만 해도 요즘처럼 환자와 의사 사이의 불신의 벽은 높지 않았고, 의료소송도 많지 않았다. 이것은 당시의 의사들이 더 유능하고 성실했기 때문만은 아닐 것이다. 그 근본적인 이유는 당시의 환자들이 의사에 대한 믿음이 더 강했기 때문이다. 의사가 최선을 다하고도 좋지 않은 결과를 얻을 수 있다는 사실을 받아들일 만큼 담당 의사에 대한 분별력 있는 믿음이 있었다는 말이다.

그러나 현대의학이 의학적 본분을 잊고 상업화와 기계화를 가속화하면서 환자들의 마음에 상처와 소외감을 주었고, 결국 의료 소비자들은 현대의학의 의료 자체에 대한 불만을 냉담하게 표출하게 된 것이다. 환자의 고통을 점점 외면해 온 의사들이 스스로 그 대가를 치르고 있는 셈이다.

의료분쟁은 오늘날 의사들이 가장 두려워하는 것 가운데 하나가 되었다. 그러다 보니 문제가 될 수 있는 환자를 맡지 않으려는 진료 기피, 즉 방어 진료가 늘고 있다. 의사로서는 의료분쟁에 휘말려 인생을 망칠 수도 있으므로, 가능한 한 자신을 보호하려는 것이다. 그로 인해 '어떤 상황에서도 환자의 진료를 우선해야 하는' 의사의 본분이 망각되고 있다. 생명이 위급한 환자가 여러 병원을 전전하다가 결국 사망했다는 보도를 종종 듣는 것도 이런 현실 때문이다.

병의 상태를 설명할 때도 실제보다 부풀려서 말하는 경우가 많다. 환자나 가족들에게 나중에 항의를 받지 않기 위해 과잉 자세를 취하는 것이다. 의사와 환자 간의 불신이 낳은 우울한 단면이 아닐 수 없다.

의사와 환자의 사이가 멀어지면서, 의사들의 직업적 회의는 점점 커지고 있다. 예전처럼 의사는 보람과 성취감을 느낄 수 있는 직업이 아니다. 환자는 병원과 의사를 신뢰하지 않고, 의사들에게 부패하고 상업적인 직업계층이라는 따가운 시선을 보내고 있다. 이런 현실 속에서 의사라는 직업을 선택한 것을 후회하는 의사들이 늘고 있다.

오늘날 대부분의 의사들은 한때 자신의 가슴 한 구석에 담고 있던 사명감이나 도덕적 열정은 외면한 채, 기계적이고 상업적인 의료 현실에 적응해 빠르게 변해 가고 있다. 그리고 스스로가 만든 현실 속에서 점점 의사로서의 꿈을 잃어 가고 있다.

---

1) 알프레드 토버, 『어느 의사의 고백』, 116쪽, 지호
2) 알프레드 토버, 『어느 의사의 고백』, 56쪽, 지호
3) 알프레드 토버, 『어느 의사의 고백』, 79~80쪽, 지호

환자의 권리를 외면하는 병원

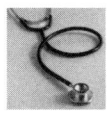 상업화·기계화가 가속화되는 현대의학 환경 속에서 생명의 가치를 존중하는 환자 중심의 의료는 사실상 기대하기 어려운 실정이다. 거대한 병원, 조직적으로 분화된 시스템, 의사와의 짧은 만남, 이해할 수 없는 치료 과정, 형식적으로 지나가는 회진 등에 환자들은 불만과 불안이 쌓이고 있다.

병원에서 환자가 참아 내고 있는 무수한 불만과 곤란은 병원을 이용해 본 사람들이라면 모두 공감할 것이다. 환자들은 폐쇄적인 왕국 같은 병원에서 소외된 채 환자로서의 권리와 배려를 누리지 못하고 있다.

오늘날 시장 중심의 의료계가 안고 있는 구조적 모순과 한계 속에서, 치료의 주체여야 할 환자는 한없이 소외되고 있다. 특히 환자의 알 권리는 실종되고, 의사의 권위에 눌려 맹목적으로 따르기만 하는 수동적인 존재가 되고 있다.

환자는 자신의 병이 어떤 상태인지, 어떤 검사를 왜 받는지, 무슨 약을 어떻게 쓰는지, 혹 그 약으로 인해 부작용을 겪고 있는 것은 아닌지, 수술보다 더 안전한 치료법은 없는지 등을 제대로 이해하지 못한 채 치료를 받고 있다.

환자의 알 권리가 제대로 존중받지 못하는 것은, 현대의학이 의료에 대한 정보를 독점해 왔기 때문이다. 현대의학의 교육과 제도의 기초가 된 미국의 '플렉스너 보고서'는 의료 전문직의 의료에 대한 독점이 표준화라고 주장하고 있다. 이 보고서에 기초해 현대의학이 완성되면서 자연스럽게 '의료는 고도의 전문적인 지식이며, 모든 치료는 의료 전문인이 담당해야 한다'는 사고방식을 이어 온 것이다.

현대의학이 우리 사회의 주류 의학으로 뿌리를 내리면서 의료 소비자들의 주체성은 뒤로 밀려나게 되었다. 생활 속에서 간단히 치유할 수 있는 가벼운 질병조차 의사에게 의지하는 수동적인 환자로 만들었고, 생활습관을 바꾸어야 근본적인 치유가 가능한 만성병도 스스로의 노력 없이 병원 처방에만 의지하려는 자기 건강의 방관자로 만드는 결과를 낳았다. 환자가 치료의 주체이기를 포기하고, 개개인이 자기 몸의 주인이 되지 못하며, 생활습관의 개선과 노력보다 의학적 치료만을 높게 평가하는 잘못된 인식을 사회 전반에 심어 놓은 것이다.

20세기 최고의 지성 가운데 한 사람으로 꼽히는 독일의 사회학자 이반 일리히는 현대의학의 의료 독점을 이렇게 비판한다. "최근 세대 동안 건강관리에 대한 의료의 독점은 한 번도 점검되지 않고 확대되어 왔으며, 우리들의 몸에 관한 자유를 침해해 왔다."[1] 이러한 독점은 사람들이 스스로 치료할 수 있는 지식을 배울 기회를 빼앗고, 더 나아가 공격적인 병원 치료를 통해 사회 전체의 건강을 해치고 있다고 한다.

그의 주장이 다소 극단적인 면이 있기는 하지만, 의료 소비자들이 지나치게 의학과 병원에 기대면서 건강에 대한 주체성을 잃었고, 그로 인해 과잉 진료의 부작용을 낳았으며, 의료 자원이 낭비되고 있는 것은 사실이다. 사람들이 기침만 해도 병원으로 달려가 주사를 맞고, 머리가 조금만 아파도 진통제부터 찾게 된 데는 현대의학이 절대적인 역할을 해 온 것도 부인할 수 없다.

현대의학이 밀어낸 환자의 권리를 되찾아야 한다. 보스턴 의대 교수이자 철학 교수이기도 한 알프레드 토버는 환자의 주권 회복에 대해 이렇게 말한다.

"환자들은 오늘날 고도로 기술적이고 불명료한 임상과학이라는 환경에서 복잡한 결정을 할 수 있을 만한 훈련과 지식이 부족하다는 이유만으로 자신의 자율성을 완전히 행사할 수 없다. 의료는 기본적으로 어버이다운 역할이다. 임상이이 기본 임무는 환자를 어려움에서 건져 주는 것이며, 의료는 본질적으로 상실된 주권을 회복시켜 주는 것을 목적으로 한다."[2] 환자가 자기 건강의 주체로 설 수 있도록 해야 한다는 주장이다.

병원에서 환자는 배려와 존중을 받을 권리가 있고, 자신의 치료 과정에 대해 알 권리가 있다. 이것은 환자가 당당히 누려야 할 권리이다. 환자의 권리 선언에 의하면 환자는 진단, 치료, 예후 등을 포함한 현재 상태에 대한 정보를 완벽하게 알 권리가 있으며, 원한다면 치료를 거부할 수 있는 권리도 있다. 어떤 처치도 거부할 권리가 환자의 권리 선언에 포함되어 있다.

환자의 알 권리가 존중되고 의료 일선에서 적극적으로 실천되어야 하는 이유 가운데 하나는, 현대인의 만성병은 환자의 적극적인 노력 없이는 치료할 수 없기 때문이다. 고혈압, 당뇨병, 심장병, 중풍, 아토피 등 오늘날 문제가 되는 대부분의 만성병은 병원 치료로 완치될 수 없고, 환자가 스스로 생활습관의 개선과 노력을 통해 치유를 해야 하는 병이다.

그렇다면 이들 만성병 치료에서 의사가 해야 할 가장 중요한 역할은 질병에 대한 교육이다. 병 자체에 대해 이해시키는 것이 무엇보다 중요하다. 만성병은 환자가 스스로 생활습관의 교정과 노력으로 치료해 가는 것임을 일깨우고, 생활 관리법을 구체적으로 알려 주어야 한다. 만성병이 만연한 오늘날 환자의 알 권리는 이렇듯 치료에 직접적인 영향을 미친다.

현대의학의 권위에 눌려 주체성을 상실한 수동적인 의료 소비자가 스스로 건강을 지키는 주체라는 인식을 능동적으로 가질 수 있도록 이끄는 것이 참된 의료일 것이다.

---

1) 이반 일리히, 『병원이 병을 만든다』, 15쪽, 도서출판 미토
2) 알프레드 토버, 『어느 의사의 고백』, 240쪽, 지호

진보를 막는 진부한 제도

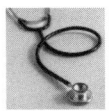직업적인 소신이 있는 의사도 과잉 진료를 할 수밖에 없는 이유 중 하나는 약이나 주사, 수술을 하지 않으면 돈을 벌 수 없게 되어 있는 제도도 한몫을 한다. 말하자면 현행 의료제도가 의료 상업주의를 더욱 부추기고 있는 것이다.

아무리 오랜 시간을 들여 환자를 상담하고, 생활 관리 요령을 지도하고, 투병 의지를 잃은 환자에게 의지를 불어넣기 위해 정성을 다해도 그것은 무료이다. 치유를 위해 반드시 필요한 부분이지만, 상담이나 생활 처방으로는 병원의 수입이 없다는 말이다. 현행 의료제도는 검사를 하고 약을 쓰고 수술을 해야만 공식적인 의료 행위라고 인정하기 때문에, 병원 경영을 위해 불필요한 검사와 투약, 수술을 할 수밖에 없는 것이다.

만성병은 병을 부추기는 생활을 바꾸어야 근본적인 치료가 가능한 생활습관병이라는 것은 의사들도 알고 있다. 생활 관리 요령에 대한 구체적인 상담과 교육이 필요하다는 것을 알지만, 아무리 환자에게 성실히 생활 지도를 해도 수입으로 연결되지 않기에 등한시하는 것이다.

만성병이 만연하면서 우리 사회도 올바른 생활습관의 중요성을 강조하고 있다. 따라서 이제는 의사의 역할도 단순한 처방의에서 건강 상담이나 생활 처방을 할 수 있는 존재로 바뀌어야 한다. 병원에서 건강과 치유에 필요한 생활요법을 지도하거나, 상담을 하고 적당한 상담료를 청구할 수 있다면, 무리하게 약을 처방하지 않고도 병원을 경영할 수 있을 것이다.

독일을 비롯한 유럽의 선진국에서는 의사의 생활 처방, 즉 상담이나 생활 지도 등의 의료 활동을 제도적으로 보장해 주고 있다. 감기에 걸린 환자에게 물과 오렌지 주스를 충분히 마시고 푹 쉬라는 식의 생활 상담을 해도 제도적으로 수입이 보장된다. 그러다 보니 약물 남용으로 인한 부작용은 적어지고, 환자는 더욱 이상적인 치료를 받을 수 있다. 의사도 최선의 치유법이라고 생각하는 방법을 소신껏 쓸 수 있다.

물론 자본주의 사회에서 의료의 상업화를 막을 수는 없다. 좀 더 많은 이윤을 내기 위한 병원의 상업적인 경영은 앞으로도 더욱 가속화될 것이다. 그러나 의료의 본분에 충실하고 의사의 소신 진료가 가능할 수 있도록 제도가 바뀐다면, 한때나마 품었던 의사들의 도덕적 열정이 그렇게 빨리 변하지는 않을 것이다.

시급한 의료 다원화

의료의 다양한 가능성을 막고 있는 제도도 개선되어야 할 부분이다. 현재 우리의 의료제도는 현대의학과 한의학을 제도적으로 인정하고 있고, 양방과 한방은 의료 이원화라는 제도 속에서 서로 치열하게 견제하고 있다.

그러나 양방과 한방을 제외한 의학은 전혀 인정을 받지 못하고 있다. 대체의학이나 자연의학이 위험 부담이 없고 치료 효과가 높다고 해도, 제도적인 뒷받침이 없다면 사람들에게 쉽게 다가갈 수 없다. 의료 소비자들은 대개 의료보험이 적용되는 치료를 선호하고, 의료인 역시 제도적 보장을 해 주는 의료 활동을 하려고 하기 때문이다.

국민의 건강이라는 공동 목표를 갖고 있다면, 양방과 한방으로 갈라놓을 것이 아니라 대통합을 이루어야 한다. 그리고 실제 임상 경험을 통해 치료 효과가 있는 모든 의학을 인정해야 한다. 제도적으로 의료 다원화가 이루어져야 한다는 말이다.

양방이든, 한방이든, 자연의학이든, 민간의학이든, 세상의 모든 의학이 지향하는 목표는 하나이다. 바로 질병의 치유와 건강이다. 그럼에도 질병관이 다르고 치료 원리가 다르다고 해서 서로 비난만 한다면, 국민과 사회 건강에 전혀 도움이 되지 않을 것이다. 의료 소비자들에게 혼란만 줄 것이고, 의료비만 이중으로 들 것이다.

세상의 모든 의학이 제도적인 평등 속에서 공존하게 되면, 자율 경쟁을 통해 자연스럽게 장단점이 드러나게 마련이다. 다원화된 의료체계 속에서 모든 의학이 공개적이고 객관적으로 검증될 것이므로 의료 소비자들은 차차 바른 선택을 하게 될 것이다. 물론 돌팔이와 사이비에 의한 피해를 막기 위해 최소한의 대책은 필요할 것이다. 그러나 사이비 요법은 자율 경쟁 속에서 도태될 수밖에 없다.

다원화된 의료체계 속에서 선택은 온전히 의료 소비자들의 몫이다. 보다 치료 효과가 높고, 자신의 질병에 잘 맞으며, 부작용의 위험 부담이 적고, 저비용 고효율의 치료법을 선호하게 될 것이다. 그렇게 되면 제대로 된 의학 정보가 없어 중복 치료를 받는 일도 줄 것이고, 의료 비용도 그만큼 감소할 것이다.

독일을 비롯한 유럽의 선진국에서는 이미 다원화된 의료체계를 인정하고 있다. 독일의 경우 현대의학자의 90% 정도가 자연의학자 자격증을 취득해 통합의료를 하고 있다. 현대의학의 장점과 자연의학의 장점을 취해서 효율적인 치료를 하고 있고, 그와 같이 될 수 있었던 이유는 모든 의학의 가능성을 인정한 의료제도의 힘이 큰 역할을 했다. 의사들 사이에서 '독일은 의학의 천국이자 의사의 천국'이라는 말까지 나올 정도로 부러운 제도이다.

'질병으로 고통받는 사람들을 얼마나 효율적으로 치료할 것인가'는 의료계의 숙제이고, 동시에 그 나라의 의료 당국도 함께 풀어 나가야 할 과제이다.

오만한 의학의 닫힌 마음

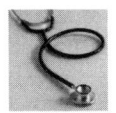   유한한 존재인 인간이 죽는 한, 질병으로 고통받는 한, 어느 시대 어느 나라든 의학의 힘은 특별할 수밖에 없다. 그러나 오늘날 현대의학은 엄청난 전문성을 무기로 신격화된 의학으로 군림하고 있다.

그래서 미국의 소아과 전문의이자 저명한 의학 저술가인 로버트 멘델존은 "오늘날 현대의학은 스스로 종교, 그것도 완전히 우상숭배의 종교가 되었다."[1]고 말힌다.

오늘날 현대의학의 위치는 절대적이기에 의사들의 권위의식 또한 엄청나다. 환자들에게 오만한 진단을 거침없이 내린다. "앞으로 살 날이 3개월 정도 남았습니다." "1개월을 넘기지 못하겠습니다." 이 얼마나 무서운 말인가! 의사는 신이 아니다. 의료에서 확실한 것은 거의 없다.

그럼에도 공포감에 떨고 있는 환자에게 마치 신이라도 된 양 사형 선고를 내리는 것은 그 어떤 이유로도 정당화될 수 없다.

권위주의에 빠진 현대의학은 '현대의학의 치료만이 최고'라고 여긴다. 다른 의학과 다른 사고방식을 전혀 인정하지 않는 배타적이고 폐쇄적인 태도를 보인다. 과학적 의학을 지향하는 현대의학은 과학적으로 증명할 수 없는 요법이나 이론은 무시하고 사이비 요법이라고 매도하기도 한다. 자연의학과 동양의학, 민간요법 등 수천 수백 년을 이어 온 경험의학을 과학적으로 검증되지 않았다는 이유만으로 배척하고 있다.

과학이 생겨나기 전에도 의학이나 의술은 존재했다. 원래 의학이란 경험의 축적에 의해 탄생한 것이다. 인간의 경험과 체험은 세계 어느 지역을 막론하고 비슷하기 때문에 유사한 자연요법이 전해 내려오는 경우도 있다. 자연의학을 비과학적이고 원시적이라고 말하는 것은 현대의학의 오만이다. 자연의학은 몇천 년을 내려오는 인류의 생활 과정에서 얻은 귀중한 체험과 지혜의 산물이다. 자연의학이 체계와 논리가 없는 것이 아니라, 현대의학의 과학적 사고로 이해를 할 수 없는 것일 뿐이다.

좋은 경험이 오랜 세월과 세대를 거쳐 도태되지 않고 살아남았다는 것만으로도 그 유용성은 충분히 가치가 있을 것이다. 문제가 있는 의학은 결코 오랜 세월 그 맥을 이어 오지 못한다. 한 과학자가 실험실에서 경험하는 것만이 실험이 아니라, 세대와 세대에 걸쳐 인류가 겪어 온 경험이 더 과학적인 실험일 수 있다는 사실을 알아야 한다.

과학이란 이미 존재하는 자연의 법칙이나 이치를 발견하는 것이다.

독일의 철학자 마르틴 하이데거(Martin Heidegger)도 "어떤 사물 속에 감추어져 있는 진리를 자각하는 일이 과학의 본령"이라고 했다. 그 과학이 지금까지 발견해 낸 것은 이 무한한 세계에서 모래알 같은 것인지도 모른다. 그리고 생명에 대해 인간이 밝혀낸 과학과 지식이라는 것도 절대 불변일 수는 없다.

우리가 절대적으로 믿었던 과학과 지식이 하루아침에 쓸모없는 것이 되어 폐기되기도 한다. 현대의학사에서도 한때 신성불가침인 양 절대적 진리로 여기던 이론 및 치료법이 장기적인 임상 결과 오히려 해롭다는 사실이 밝혀진 경우는 무수히 많다. 이것이 지식 세계의 현실이고, 현대의학이 매여 있는 과학적 의학관의 현실이다.

현대 사회의 과학과 기술 자체를 문제 삼자는 것이 아니다. 과학적인 것만이 유용하고, 비과학적인 것은 진정한 지식일 수 없다는 편견을 바로잡자는 것이다. 현대의학으로 치유가 되지 않는 질병이 자연의학을 통해 낫는 경우는 비일비재하다. 그것을 과학적 뒷받침이 없다고 해서 그 결과를 부정하거나, 비과학으로 치부해 버리는 것은 오히려 비합리적인 태도이다. 얼마나 좋은 의학인지는 오로지 치료 결과로 판단되어야 한다. 현대의학의 지식체계로 이해되지 않는다는 이유로, 혹 모르면 비과학이라는 것은 과학의 편협한 횡포일 것이다.

참다운 과학 정신은 우리가 현재 이해하는 지식체계로는 설명이 불가능하지만, 엄연히 존재하는 현실과 현상을 우선 받아들이고 과학화하려는 노력이다. 그것이 과학의 진정한 자세이다.

우리의 주류 의학인 현대의학은 이제 그 권위의식을 벗고 굳게 닫힌 문을 열어야 한다. 세상에 어떤 의학도 절대적일 수는 없다. 그리고 세상에는 무수히 많은 의학과 의술이 존재한다. 환자의 고통을 덜어 주고 생명을 살려 낸다면, 그 어떤 요법도 훌륭한 의학이고 의술이다. 편견을 버리고 세상의 모든 의술을 대할 수 있어야 하고, 여러 의학의 장점을 취하기 위해 노력해야 한다. 그것이야말로 참된 의료인의 자세일 것이다.

---

1) 로버트 S 멘델존, 『나는 현대의학을 믿지 않는다』, 236쪽, 문예출판사

자기 병도 못 고친
무력한 의사

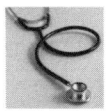 나는 의사이면서 동시에 제대로 치유되지 않는 만성병을 가진 환자였다. 간염 보균자였고, 아토피 환자였다. 의학을 전공한 내가 내 자신의 병조차 치유할 수 없다는 사실이 더더욱 나를 무력하게 만들었다.

간염 보균자가 된 것은 레지던트 1년 차 때이다. 당시 만성간염 환자를 수술하던 중 봉합 바늘에 찔려서 혈액을 통해 B형 간염 바이러스가 전염되었다. 말하자면 의사라는 직업 때문에 얻은 직업병인 셈이다.

'간염 보균자'라는 사실은 그 후 내 삶의 족쇄처럼 따라다녔다. 언제 만성간염으로 발전할지 모르고, 타인에게 간염 바이러스를 전염시키면 안 되기 때문에 생활에 제약이 많았다. 웬만하면 술자리는 피해야 했고, 간에 부담을 주지 않기 위해 항상 주의를 기울여야 했다. 다행히 많은

현대의학의 한계로 끝없이 절망하다 **149**

노력을 기울인 덕에 20년 가까이 만성간염으로 발전하지는 않았다.

그러나 그 심리적 압박감은 대단했다. 대부분의 간염 보균자는 만성 간염으로 발전하고, 결국 간경화나 간암으로 이어지는 경우가 많다. 현대의학으로는 전혀 해결책을 찾을 수 없는 상황이었기 때문에, 대부분의 간염 보균자가 그렇듯이 정신적인 스트레스를 안고 살아야 했다. 내가 환자들의 고통에 일찌감치 눈을 뜰 수 있었던 것도 오랜 세월 간염 보균자로 살았기 때문일 것이다.

간염 보균자가 되었던 그 무렵 건선 증상이 나타나기 시작하였다. 건선은 피부의 재생속도가 병적으로 빨라져서 비늘처럼 각질을 만들고, 긁으면 그 자리에 붉은 피가 맺히는 일종의 자가면역성 피부질환이다. 정확한 발병원인은 밝혀져 있지 않으나 나쁜 식습관이나 정신적 스트레스가 원인으로 알려져 있다. 스테로이드 연고를 바르면 호전되지만, 약을 끊으면 곧바로 재발하기 때문에 평생을 시달려야 하는 골치 아픈 만성 피부질환이다.

중년에 접어들면서부터는 목에 가벼운 발진을 보이며 아토피 증상이 나타났다. 심각한 정도는 아니었지만, 잘 낫지 않고 끈질기게 나를 괴롭혔다. 과로를 하거나 식생활이 불규칙하거나 정신적인 스트레스가 심할 때는 아토피도 어김없이 심해졌다.

모든 만성병 치료가 그렇듯이 아토피에 대해서도 현대의학은 속수무책이다. 증상 완화제의 남용으로 오히려 병증을 만성화시키고 있는 실정이다. 특히 아토피에 많이 쓰이는 스테로이드제는 염증을 억제하는 강력한 증상 완화제로, 장기간 사용할 경우 부작용 폐해가 심각한 약물이다.

지금까지 알려진 스테로이드제의 부작용은 어지럼증, 경련, 부종, 모세혈관 확장, 색소 침착, 부신 기능 저하, 골다공증, 백내장, 녹내장, 위궤양, 위장 출혈, 근력 저하, 고혈압, 당뇨병, 폐렴, 생리 불순, 성장장애, 체중 증가, 우울증, 정신분열증 등이다. 스테로이드제의 부작용으로 널리 알려진 것 가운데 하나가 쿠싱증후군이다. 쿠싱증후군은 얼굴이 달덩이처럼 둥글어지면서 어깨와 등이 굽고, 배가 나오고 피부가 약해지며, 몸의 면역 기능이 저하되어 세균에 잘 감염되고, 또 정신적인 문제까지 나타나는 심각한 약물 부작용이다.

강력한 염증 억제제인 스테로이드제가 오늘날 부작용 천국을 만든 일등 공신이라는 사실을 알고 있었기에, 나는 가능한 한 약을 쓰지 않고 가려움을 참아 내야만 했다. 그러면서 현대의학에 대한 회의는 더욱 커져 갔다.

잘 낫지 않는 병을 안고 살아야 하는 만성병 환자로서의 경험은 환자들의 고통을 헤아리는 데 큰 도움이 되었다. 그리고 현대의학의 한계를 환자 입장에서 바라보는 계기가 되기도 했다.

의사가 되어 환자를 진료하면서, 그리고 나 스스로 치유되지 않는 병을 앓으면서, 비로소 내가 자부심을 갖고 매달린 현대의학의 한계와 문제점을 정확히 볼 수 있었다. 환자 앞에서 무기력한 의사로서의 자괴감, 그리고 자신의 병도 제대로 치유하지 못하는 의사로서의 좌절감으로 방황하던 나는 결국 2002년 봄 다니던 종합병원에 사직서를 냈다. 의사인 내가 신뢰하지 않는 치료법을 환자에게 권하며 그 길을 평생 걸어야 한다는 것이 더 이상 견딜 수 없었던 것이다.

  그렇게 나는 병원을 떠났고, 현대의학자의 길을 접었다. 스스로도 치유하지 못하는 만성병 환자라는 꼬리표만 달고서…….

2
자연의학에서
새로운 희망을 보다

니시의학으로 치유한
아토피와 건선, 간염

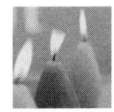 병원을 그만둔 나는 대체의학을 공부하기 시작했다. 현대의학자의 길은 접었지만, 의사로서의 길마저 포기한 것은 아니었다. 예전부터 관심을 갖고 있던 대체의학을 본격적으로 파고들었다. 어느 한 분야에 매달린 것이 아니라, 두루 관심을 갖고 탐구를 계속했다. 동양의학에 대한 관심이 많았기 때문에 중국에 1년간 다녀오기도 했고, 닥치는 대로 대체의학 서적을 읽어 나갔다.

그 무렵 니시의학(西醫學)을 알게 되었다. 니시의학은 반자연적인 생활습관을 바로잡아 병을 치유하는 자연의학이다. 약을 전혀 쓰지 않고 식사와 생활습관을 교정해서 현대의학으로도 낫지 않는 난치병을 치유시킨다는 사실이 처음에는 황당하게 느껴졌다. 그러나 니시의학의 임상 결과에 대한 자료를 접하면서 관심이 갔고, 과연 맞는지 알아보고

싶었다.

내 아토피가 낫는지를 직접 시험해 보자는 생각으로 2002년 겨울 일본 동경으로 갔다. 니시의학의 맥을 잇고 있는 와타나베 쇼 선생이 운영하는 동경 와타나베 의원을 찾았다. 와타나베 선생은 홋카이도 의과대학 내과 교수를 지낸 현대의학계의 중진이다. 그 역시 현대의학의 한계로 고뇌를 거듭하다 니시의학을 알게 되었고, 스스로 니시의학의 효능과 안전성을 입증하기 위해 45일 동안 곡기를 일절 끊고 생야채식을 하는 등 남다른 실험정신과 탐구 열정을 가진 의학자이다. 니시의학의 효과를 확신하면서 미련 없이 현대의학자의 길을 접고 자연의학자가 된 용기 있는 분이다.

세계적인 대체의학자인 와타나베 선생은 현재 85세의 고령에도 불구하고 청년 같은 열정으로 환자를 보고 있다. 말수는 적지만 "좋아! 괜찮아!" 하며 항상 긍정적인 말로 환자의 기운을 북돋우는 명의다운 카리스마를 가진 분이다. 전 세계에서 난치병을 앓는 이들이 니시의학으로 치료를 하기 위해 그를 찾고 있다.

와타나베 선생은 내 삶을 바꾸어 놓을 만큼 큰 영향을 준 스승 같은 분이다. 그를 통해 니시의학을 구체적으로 만날 수 있었다. 그리고 무엇보다 새로운 도전에 주저하지 않는 용기와, 의사로서 진정한 삶이 무엇인지를 배울 수 있었다.

와타나베 선생의 지도로 단식과 생야채즙, 니시운동, 풍욕, 냉온욕 등을 하면서 니시의학을 시작한 지 1주일 만에 내 아토피는 나았다. 지굿지굿하던 아토피의 가려움에서 벗어났다는 것이, 그것도 그렇게 단순한 방법으로 치유되었다는 사실이 믿기지 않았다.

중증 아토피는 아니었지만, 오랫동안 달고 산 만성병이 1주일 만에 나았다는 사실이 기적처럼 느껴졌다. 당시 정상보다 약간 체중이 더 나갔던 나는 몸무게가 5킬로그램 정도 줄었고, 몸과 마음이 날아갈 듯 가벼운 최상의 컨디션을 보였다.

사실 니시의학을 시작할 당시 나의 심신은 최악의 상태였다. 간염 보균자에 건선과 아토피는 더 심해진 상태였고, 면역력이 떨어져 39도나 되는 고열 감기를 앓고 있었다. 그러나 와타나베 선생은 그 흔한 해열제 한 알 쓰지 않고, 오로지 니시의학만으로 나를 치유했다.

1주일 만에 아토피의 가려움에서 해방된 나는 기대하지도 않았던 또 하나의 선물을 받았다. 20년간 간염 보균자로 살아온 나에게 간염 바이러스에 대한 항체가 생겼고 지병인 건선의 고통에서도 벗어날 수 있었다. 오랜 세월 내 삶을 억눌러 온 만성간염에 대한 두려움에서 완전히 해방되는 순간이었다.

현대의학자로 살면서 환자에게 감염되어 얻은 간염 바이러스를, 현대의학으로는 도저히 해결할 수 없었는데 니시의학으로 치유된 것이다. 그 기쁨은 말로 다 표현할 수 없었다. 그리고 깨달았다. 세상에는 내가 모르는 무한한 가능성이 있다는 것을.

니시의학의 치유 메커니즘을 현대의학의 과학적 의학관, 즉 세포 구조, 생화학, 생리학, 분자생물학적인 용어로 설명할 수는 없다. 그런 이유로 니시의학을 비롯한 많은 대체의학이 비과학적이고 원시적이라는 오명을 쓰고 있다.

하지만 그 비과학적이라는 요법이 '자기 병도 못 고치는 의사'로 살았던 나에게 건강을 되찾게 해 주었다. 중요한 건 바로 그것이다. 현대의학으로 고치지 못한 병을 치유했다는 그 분명한 사실보다 더 중요한 의학적 가치는 없을 것이다.

니시의학을 통해 간염과 아토피의 굴레에서 벗어난 나는 니시의학의 가능성을 확신하게 되었고, 그 확신을 의사로서 병든 사람들에게 알리고 싶었다. 그 후 나는 자연의학자가 되었고, 의사로서의 삶에 전환점을 맞았다.

만성병·난치병 치료에 효과적인 니시의학

니시의학은 일본의 니시 가츠조(西勝造. 1884~1959) 선생이 만든 자연의학의 하나이다. 일본 대체의학계의 선구자인 그는 자신의 난치병을 치유하기 위해 오랜 세월 연구를 거듭해 니시의학이라는 독창적인 치료법을 창안했다.

9세 무렵부터 원인 불명의 설사와 미열에 시달린 그는 서양의학과 동양의학을 모두 동원해 치료를 받았지만 효과가 없었고, '20세까지 살수 없을 것'이라는 무서운 선고를 받았다. 충격을 받은 그는 '내 몸을 스스로 치료해 보겠다'는 비장한 각오로 공부를 시작했다. 7개 국어를 익혀 동서고금의 서적을 닥치는 대로 읽고, 362종의 건강법을 찾아 스스로 실천했다. 그러나 모두 일주일에서 수개월간 하다 보면 부작용이 나타났다.

그러자 '의사의 말대로 했는데 낫지 않는다면 그 반대로 해보자'는 생각에까지 이르렀고, 먼저 생수를 마시기 시작했다. 당시의 의학에서는 설사에 생수를 금했지만, 반대로 생수를 먹기 시작한 것이다. 생수를 조금씩 계속 마시자 배변 상태가 달라지기 시작했고, 이를 꾸준히 실천하자 신기하게도 설사가 멈추고 편안해졌다.

같은 발상으로 감기 치유도 시도했다. 초기 감기에는 한기가 느껴져 몸을 따뜻하게 해 주는 것이 의학의 상식인데, 아무리 떨려도 옷을 얇게 입고 버티자 몸에서 열이 나는 것을 느낄 수 있었다. 또 감기로 열이 나기 시작하면 찬 물수건으로 열을 식히는 것이 상식이지만, 이때도 반대로 이불을 덮고 충분히 땀을 냈다. 목이 마르면 물을 마시고 염분을 섭취했다. 그러자 그토록 낫지 않던 감기가 간단히 치유되었다. 말하자면 상식을 뒤집어서 설사와 감기를 치유한 것이다. 그는 점점 체력을 회복해 20세 무렵에는 완전히 건강한 몸이 되었다.

그 후 왜 서양의학의 이론을 반대로 실천한 것이 치유를 가능하게 했는지 그 사실을 알아내기 위해 20여 년에 걸쳐 연구와 검증을 거듭했고, 마침내 니시의학이라는 독특한 의학을 세상에 내놓았다. 선생의 나이 44세 때의 일이다. 니시의학을 완성한 그는 전국을 다니며 왕성하게 강연 활동을 했고, 오늘날 세계적으로 인정받는 자연의학의 하나로 뿌리를 내리게 되었다.

질병은 인체의 균형이 깨어지고 몸의 조절능력을 상실한 상태이다. 즉 항상성이 깨어진 상태를 말한다. 니시의학은 반자연적인 생활과 잘못된 의식주, 부정적인 마음 등이 병을 부추기는 요인이라고 본다. 그로 인해 체내 산소, 물, 소금, 비타민 C가 부족해지고, 척추가 휘며, 숙변이 쌓이고, 발과 다리에 고장이 생기는 등 신체 부조화가 진행되어 병으로 나타난다는 것이다.

따라서 잘못된 생활습관을 바로잡으면 우리 몸의 자연치유력, 즉 면역력이 회복되면서 병을 치유할 수 있다는 이론이다. 니시의학은 반자연적인 생활습관을 바로잡아 병을 치유하는 자연의학이자, 자연적인 생활방식으로 스스로 병을 치료하고 예방하는 생활의학이다.

니시의학에서는 몸에 나타나는 이상 증세를 병으로 보지 않고 우리 몸이 스스로 회복하기 위한 치유 과정으로 본다. 이를테면 세균에 감염된 음식이나 독성물질이 체내에 들어오면, 우리 몸은 그것을 빨리 몸 밖으로 내보내기 위해 구토나 설사를 하게 된다. 병원균이 침입하면, 그 병원균을 무력화시키고 백혈구의 활동력을 강화하기 위해 몸에서 열이 나다.

이럴 경우 현대의학은 해열제나 지사제 등을 써서 바로 증상을 없애려 하지만, 니시의학은 '병은 곧 증상이고, 증상은 곧 치료법'이라고 보기 때문에 고열과 설사, 구토 등의 증상을 막지 않고 치유 작용이 원활하고 순조롭게 이루어질 수 있도록 돕는다. 더불어 자연치유력을 강화하는 생활습관을 강조한다.

  니시의학은 잘못된 생활습관을 바로잡아 인체의 자연치유력을 강화하여 질병을 치료하므로, 근본적인 치유가 가능하다는 것이 특징이다. 또한 몸을 정화하고 자신에게 내재된 치유력을 강화해 병을 회복시키기 때문에, 환자의 병리적 이상을 모두 바로잡을 수 있다. 그래서 아토피를 치료하기 위해 니시의학을 하게 된 환자가 더불어 고혈압이나 당뇨병 등 고질적인 지병까지 두루 치유되는 경우가 많다.

  부작용 폐해가 심각한 현대의학과 달리 부작용의 위험성이 없고, 고효율 저비용의 치료라는 것도 특징이다. 니시의학은 누구나 쉽게 배울 수 있고, 스스로 집에서 실천할 수 있다. 니시의학의 치료율은 사람마다 또 병에 따라 다르다. 그러나 몸을 정화해 치유력을 배가시켜 병에 대적할 힘을 키우는 만큼 많은 병에 두루 효과적이다. 특히 현대의학이 해결하지 못한 만성병이나 난치병에 큰 효과가 있다.

  뇌졸중을 예로 들어보자. 흔히 중풍으로 불리는 뇌졸중에는 혈관이 막히는 뇌경색과 혈관이 파열되는 뇌출혈이 있다. 현대의학의 경우 뇌경색이 발병하면 혈관을 넓혀 주는 수술을 하거나 혈전 용해제를 사용해 막힌 혈관을 뚫어 준다. 수술과 약물요법 모두 발병 후 6시간 이내에 해야만 효과를 볼 수 있다. 그러나 신속하게 처치를 한다고 해서 모두 치료가 되는 것은 아니다. 뇌혈관을 넓혀 주는 수술은 수술 자체의 위험성이 상당히 높고, 혈전 용해제 역시 사람에 따라 출혈을 일으켜 증상을 더욱 악화시키는 부작용을 낳기도 한다.

그러나 니시의학의 경우 발병 후 6시간이 경과해도 1주일 이내에 치료에 들어가면 원래 상태로 회복되는 경우가 많다. 실제 내 환자 가운데도 뇌경색 후유증을 치유한 사례가 많이 있다. 뇌경색이 발병하고 2개월 만에 나를 찾아온 한 환자는 후유증으로 좌측 반신이 마비되어 휠체어 신세를 지고 있었고, 말투 또한 어눌한 상태였다. 그는 처음 발병하고 2개월 후에 니시의학 치료를 받았지만, 보행이나 언어 능력 모두 정상을 되찾아 다시 사회에 복귀했다.

니시의학의 4대 원칙 - 사지, 영양, 피부, 정신의 조화

니시의학에서는 건강을 위해 4가지 요소, 즉 사지, 영양, 피부, 정신이 조화를 이루어야 한다고 강조한다. 사지(四肢)는 손과 발을 말하는 것으로, 사지의 건강은 전신 건강에 필수 조건이다. 특히 발에 이상이 있으면 인체의 역학적인 불균형을 초래해 병을 부추기게 된다. 혈액순환의 원동력이 모세혈관망에 있다고 보는 니시의학은 손과 발의 운동을 특히 강조한다.

모세혈관망은 모세혈관과 글로뮈를 일컫는다. 글로뮈는 모세혈관이 수축할 때 세동맥의 혈액이 모세혈관을 거치지 않고 바로 세정맥으로 흘러가게 하는 옆길(bypass) 혈관으로, 모세혈관마다 하나씩 붙어 있다. 말하자면 혈액의 비상 통로인 셈이다.

현대의학은 혈액순환의 원동력이 심장에 있다는 심장펌프설을 주장하지만, 니시의학은 혈액순환이 심장의 수축운동보다 모세혈관망의 모세관 현상에 의한 흡인력으로 이루어진다고 본다. 모세관 현상으로 모세혈관이 진공 상태가 되면 강한 흡인력을 발현하는데, 이것이 혈액을 순환시키는 원동력이라는 이론이다. 심장의 펌프질만으로 전신에 혈액을 공급한다는 것은 역부족이며, 약 51억 개에 달하는 모세혈관과 글로뮈를 혈액순환의 원동력으로 보는 것이다. 모세혈관과 글로뮈의 협동, 그리고 심장과의 합동 작용에 의해서 혈액순환이 이루어진다는 것이 니시의학의 순환이론이다. 모세혈관망의 70%가 팔과 다리에 모여 있기 때문에, 혈액순환을 원활히 하기 위해서 사지의 운동을 강조하는 것이다.

영양 역시 건강을 위한 필수 요소이다. 음식물을 통해 살아갈 에너지를 얻고 인체 구성 물질을 얻는 인간에게 영양의 균형은 무엇보다 중요하다. 특히 니시의학은 음식과 식습관의 중요성을 강조한다. 배설 기능을 원활히 하기 위해 아침 식사를 없애고, 생야채즙을 먹고, 생수와 감잎차를 자주 마시라고 권한다.

우리 몸의 건강을 위해서는 피부의 기능 강화도 중요하다. 피부의 역할 가운데 가장 중요한 것이 호흡 작용이다. 그런데 현대인들은 냉난방이 완비된 환경 속에서 생활하고, 지나치게 옷을 두껍게 입어 피부 호흡 기능이 약화되었다. 피부 호흡이 원활하지 않아 체내 산소가 부족하면 음식물을 산화해 에너지를 만드는 기능이 약해지고, 체내 노폐물과 유해한 일산화탄소가 축적되어 온갖 병을 부추긴다. 특히 암은 체내 산소 부족으로 일산화탄소가 쌓이는 것이 하나의 원인이 되어 발병하는 병이기도 하다. 피부를 과보호하지 않고 단련하는 것이 건강을 지키는 길이다.

정신은 피부, 영양, 사지를 총괄하는 것으로, 긍정적인 생각은 건강을 위한 필수 요소이다. 피부, 영양, 사지가 정상적이라고 해도 정신이 건강하지 못하면 균형이 무너져 육체적인 건강도 손상을 받게 된다. 부정적인 생각과 탐욕은 필연적으로 불만을 낳고, 불만이 낳은 심리적 스트레스는 우리 몸의 순환 기능을 저하시키고 정상적인 신진대사를 방해해 병을 부른다. 부정적인 시각을 바꾸고 긍정적인 생각을 갖는 것이 무엇보다 중요하다.

니시의학에서 4대 원칙으로 강조하는 사지, 영양, 피부, 정신이 균형 있게 조화를 이루는 것이야말로 진정한 건강을 얻고, 질병을 치유할 수 있는 방법이다. 더불어 니시의학에서는 구체적인 실천 사항으로 평상 사용, 경침 사용, 붕어운동, 모관운동, 합장합척운동, 배복운동을 6대 법칙으로 강조한다.

쉽게 배우는 니시의학

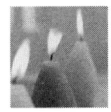 반자연적인 생활습관을 바로잡고 자연치유력을 강화해 질병을 치유하는 니시의학은 누구나 쉽게 배우고 실천할 수 있다는 것이 큰 장점이다. 다른 의학으로 치료를 하고 있는 사람이라도 니시의학을 병행하면 더 큰 효과를 볼 수 있다. 전문가에게 의지하지 않고도 누구나 쉽게 익혀 집에서 스스로 실천할 수 있는 니시의학의 주요 치료법은 다음과 같다.

- 단식으로 체내 노폐물을 배설해 몸을 정화한다. 숙변의 배출을 촉진하기 위해 하제(下劑)인 마그밀을 이용하고, 관장을 실시한다. 마그밀은 아침, 저녁으로 두 알씩 충분한 물과 함께 먹는다.
- 식이요법으로 아침식사를 없애고 점심과 저녁 하루 2식을 한다. 생야

채즙과 현미밥을 먹고, 생수와 비타민 C가 풍부한 감잎차를 하루에 각각 1리터씩 마신다.
- 운동요법으로 혈액순환을 돕는 모관운동, 장운동을 돕는 붕어운동, 부인병에 효과적인 합장합척운동, 신경계의 조화를 돕는 배복운동을 실천한다.
- 척추와 경추를 바르게 하고 몸의 균형을 잡기 위해, 딱딱한 나무 침대인 평상과 나무 베개인 경침을 사용한다.
- 순환 기능을 강화하는 냉온욕과 피부 호흡을 촉진하는 풍욕을 실천한다.

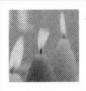 **단식요법** _ 체내 정화로 치유력 극대화

우리 몸 안에 쌓이는 변은 만병의 근원이다. 장 속에서 축적된 숙변이 부패하면서 독소를 내뿜어 혈액을 오염시키고, 온갖 병을 일으킨다. 니시의학에서는 인간의 직립보행, 잘못된 식생활과 의(衣)생활, 운동 부족과 정신적인 스트레스 등을 숙변의 원인으로 본다.

네 발로 걷는 야생동물은 척추와 복부의 운동이 균형을 이루어 장관이 제 기능을 하기 때문에 변비가 생기지 않는다. 그러나 네 발로 걷도록 설계된 인간은 직립보행을 시작하게 되면서 대장과 소장이 탄력을 잃었고, 장벽에 많은 주름이 생겨 변이 장내에 말라붙게 된 것이다.

생식(生食)을 멀리하고 화식(火食)을 즐기며, 과식과 미식을 일삼는 현대인의 식생활도 숙변의 원인이다. 특히 육식과 지방, 가공식품의 과다 섭취는 장의 연동운동을 방해해 변을 정체시킨다.

두꺼운 옷이나 몸에 꽉 끼는 합성섬유 옷으로 피부 호흡을 방해하는 의생활도 숙변을 만드는 요인이다. 피부 호흡이 원활하지 못하면 간기능이 저하되고, 간에서 만들어지는 효소의 분비가 줄어 장의 연동운동이 둔화되고, 그로 인해 숙변이 생긴다. 뿐만 아니라 불규칙한 생활습관과 운동 부족, 정신적 스트레스 등이 원활한 배설을 방해한다.

니시의학에서는 체내에 쌓여 각종 병을 부추기는 숙변을 배설시키는 것을 치유의 첫걸음으로 강조한다. 이를 위해 음식물을 제한하는 단식요법을 실시한다. 단식을 하면 인체는 체내에 축적된 영양분으로 살아간다. 필요한 영양이 공급되지 않으면 우리 몸은 자신의 조직을 연소시켜 에너지로 사용한다. 그 과정에서 병든 세포나 노화된 조직, 지방, 노폐물, 독성물질 등이 연소되어 온몸을 정화하고, 기능을 강화하며, 질병을 치료한다. 말하자면 몸을 대청소하는 것이다.

단식은 각 배설기관의 배출과 정화 능력을 높이고, 독성물질을 신속하게 제거한다. 실제로 단식기간 중 오줌 속의 독소 농도는 평상시보다 무려 10배나 높게 나타난다. 또한 단식은 소화기관을 쉬게 해서 소화 흡수 능력을 향상시키고, 노폐물의 배설이 정체되거나 축적되는 것을 방지하는 기능을 강화한다.

이외에도 신경조직을 재생하고, 정신 기능의 안정을 돕고, 각종 호르몬의 분비를 활성화하며, 체내 미네랄이 균형을 이루게 한다. 자기 정화를 통해 인체의 치유력을 극대화하는 더없이 좋은 치료법이 바로 단식이다. '메스가 필요 없는 수술'이라고 불릴 만큼 효과적인 치유법이다. 니시의학에서는 정기적인 단식을 통해 체내 독소를 배출하고, 치유력을 극대화할 것을 권한다.

단식이라고 해서 무조건 굶는 것이 아니라, 계획적으로 음식을 금하거나 제한한다. 일반적으로 단식의 과정은 준비식, 본 단식, 회복식의 순으로 이루어진다. 대개 본 단식의 기간만큼 준비식의 기간을 잡아 차츰 식사량을 줄이고, 회복식의 기간은 본 단식 기간의 2배로 잡아 유동식부터 차츰 늘린다.

단식기간 중에는 염분을 섭취하고, 생수를 자주 마시며, 비타민 C가 풍부한 감잎차를 마신다. 또한 숙변 배설을 돕는 하제로 마그밀을 아침, 저녁으로 두 알씩 복용하고 관장을 한다. 마그밀은 수산화마그네슘 성분의 변 완화제로 일반적인 하제와 달리 장 점막에 상처를 주지 않으며, 부작용이나 습관성이 거의 없다. 또한 단식기간 중에는 운동요법으로 모관운동, 붕어운동, 합장합척운동, 배복운동을 실시하고, 보조요법으로 풍욕과 냉온욕을 병행해 효과를 높인다.

단식에는 생수 단식이 있는가 하면 한천 단식, 효소 단식, 장국 단식, 생야채즙 단식, 사과 단식, 포도 단식 등 배설을 촉진하면서 최소한의 영양을 공급하는 다양한 종류의 단식이 있다. 요즘은 생수 단식보다는 한천 단식, 효소 단식 등 단식의 효과를 극대화하는 후자의 단식이 주로 이용된다.

단식의 기간은 처음에는 본 단식 3일에 준비식과 회복식 기간까지 합쳐 1주일 정도로 잡는 것이 무난하다. 사람에 따라 자신의 몸 상태를 고려해 단식기간을 정한다. 암, 중증 빈혈, 위궤양, 십이지장궤양, 중증 통풍, 제1형 당뇨병이 있는 경우는 위험 부담이 있으므로 단식을 피하는 것이 좋다. 질병을 치유하기 위해 단식을 할 때는 전문가의 지도를 받는 것이 보다 안전하고 효과적이다.

식이요법 _ 조식 폐지와 생야채즙

아침 식사를 없애고 하루 2식

　아침 식사를 하지 않고 점심은 오전 11시 30분, 저녁은 오후 5시 30분에 먹는다. 생리적으로 볼 때 오전은 배설의 시간이다. 몸 안의 각 기관이 전날 체내에 남아 있는 독소와 노폐물을 배설하기 위해 활발하게 움직인다. 그런데 아침에 식사를 하게 되면 새로 들어온 음식물을 소화시키기 위해 소화기관이 가동하므로 간, 신장, 대장 등 배설기관의 활동이 저하된다. 결국 독소와 노폐물의 배설이 제대로 이루어지지 않아 체내에 쌓이게 된다. 실제로 소변검사를 해보면 조식 폐지 시의 소변 중 노폐물 양을 100%라고 볼 때, 1일 3식 시의 노폐물 양은 70% 정도밖에 되지 않는다. 아침 식사를 하지 않는다고 해서 그냥 굶는 것이 아니라, 생수나 감잎차 등 수분을 충분히 섭취한다.

　아침식사를 없앨 때 유념해야 할 점은 점심 식사와 저녁 식사 시 과식하지 말아야 한다는 것이다. 현대의학에서 하루 3식을 강조하는 것은 아침을 먹지 않으면 점심과 저녁을 많이 먹게 되고, 폭식은 인체에 악영향을 주기 때문이다. 한 달간 폭식을 계속하면, 혈압과 콜레스테롤 수치가 급격하게 오른다는 연구 결과도 있다.

　니시의학에서는 아침 식사를 하지 않더라도, 점심과 저녁을 아침 식사를 할 때와 마찬가지로 소식해야 한다고 강조한다. 적게 먹는 것은 건강을 위해 반드시 지켜야 할 식습관이다. 니시의학에서 강조하는 야채 위주의 식사를 하면, 하루 두 끼를 먹고 소식을 하더라도 칼로리는 줄지만 공복감이 없어서 큰 부담 없이 실천할 수 있다. 공복감을 줄이는 야채는 마음껏 먹을 수 있기 때문이다.

아침식사를 안하면 저녁 식사를 하고 다음 날 점심 식사를 할 때까지 18시간 정도 단식을 하는 셈이다. 배설 기능을 촉진해 신진대사를 원활히 하는 미니 단식을 매일 계속하는 효과가 있다.

생야채즙과 현미밥

식사 때마다 생야채를 충분히 먹고 야채 중심의 식단을 짠다. 먼 옛날 자연에서 채취한 먹거리를 자연 그대로 먹던 인류가 화식을 시작하게 되면서 많은 문제를 낳게 되었다. 음식에 열을 가하면 그 식재료가 가진 생명력, 영양소, 효소 등이 파괴된다. 효소 작용이 원활하지 못해 불필요한 노폐물이 체내에 축적되고, 비타민과 미네랄 등이 부족해 신진대사가 제대로 이루어지지 않는다.

이에 반해 생식, 즉 불로 조리하지 않은 날 음식을 먹으면 영양소의 파괴를 막아 인체의 대사 과정에 필요한 효소를 섭취할 수 있고, 소화기관의 부담을 덜어 준다. 특히 생식은 에너지 효율이 화식보다 6배나 높아 소식만으로도 생활이 가능하며, 과식으로 인한 비만과 이에 따른 질병을 예방해 주는 효과가 있다. 또한 생식은 다량의 효소와 엽록소를 함유하고 있어서 신진대사를 원활하게 하고, 소화에 걸리는 시간도 짧아 노폐물을 거의 만들지 않는다.

따라서 가능한 한 식품을 조리하거나 가공하지 않고 자연 그대로 먹는 것이 좋다. 현실적으로 완전 생식이 어렵다면, 생야채를 충분히 먹도록 하자.

생야채에는 엽록소, 비타민, 미네랄, 섬유질이 풍부하고, 활성산소를 제거하는 항산화 물질이 듬뿍 들어 있다. 또한 신진대사에 필요한 효소를 공급하고, 장운동을 촉진하며, 피부 기능을 강화한다. 특히 몸 안에 쌓이는 독소와 유해물질을 흡착해 대변과 함께 배출시키는 역할을 하므로 혈액을 맑게 한다.

생야채의 효과와 영양을 최대한 살리면서 먹는 방법으로는 매 식사 전에 즙으로 만들어 먹는 것이 좋다. 야채즙을 만들 때는 잎채소와 뿌리채소 5종 이상을 골고루 섞어 함께 먹으면, 각 야채의 특성이 서로 보완되어 효과를 높여 준다. 배추, 양배추, 시금치, 무, 당근 등 안전하게 생산된 제철 야채를 이용해 각자의 기호에 맞게 즙을 만들면 된다.

야채즙을 만든 후에는 즙과 섬유질인 건더기를 함께 먹어야 한다. 녹즙기로 짜서 액만 먹으면, 건더기 속에 들어 있는 풍부한 섬유실의 혜택을 볼 수 없다. 몸에 유해 독소가 많고 배설 기능이 약한 현대인에게 야채즙의 섬유질은 해결사 역할을 한다. 섬유질은 체내 독소와 유해물질을 흡착해 몸 밖으로 배출시키고, 배변을 원활하게 한다. 따라서 야채즙을 먹을 때는 액과 건더기를 함께 먹는 것이 좋다. 기름진 음식으로 외식을 해야 하는 경우에도, 준비해 간 야채즙을 먼저 먹고 나서 식사를 하면 음식의 유해성을 어느 정도 중화할 수 있다.

식사는 현미와 잡곡을 섞은 현미 잡곡밥을 먹는다. 벼의 겉껍질만 벗겨 쌀겨와 씨눈을 남긴 쌀이 현미고, 현미를 10번 정도 깎아 배유 부분만 남긴 것이 백미다. 쌀의 영양소는 씨눈과 쌀겨 부분에 집중되어 있다. 단백질, 지방, 무기질, 비타민, 효소 등이 씨눈에 66%, 쌀겨에 29%, 배유에 5% 함유되어 있다. 피를 맑게 하는 섬유질도 백미보다 3~4배나 높다. 현미는 영양만 뛰어난 것이 아니라, 중금속 해독 작용을 하는 피친산도 함유하고 있다.

현미밥이 소화에 지장을 주는 경우는 조금 더 도정한 3분도나 5분도부터 단계적으로 시도하다 조금씩 양을 늘리면 된다. 반찬은 안전하게 생산된 제철 채소와 된장국을 중심으로 먹는 것이 좋다. 달고, 짜고, 매운 자극적인 음식은 피하고, 음식은 오래 씹어 천천히 먹도록 한다.

생수, 감잎차 상용

인체의 약 70%를 차지하는 물은 우리의 생존에 절대적인 것이다. 물은 우리 몸에서 신진대사를 촉진하고 노폐물을 배출하는 작용을 한다. 깨끗한 생수를 조금씩 자주 마시는 것은 인체 해독 작용을 도와 면역력을 강화한다. 일반적으로 물은 오염되지 않은 자연수, 즉 생수를 마시는 것이 가장 이상적이다. 생수는 생명력이 있는 물로 용존 산소와 각종 미네랄 성분이 풍부하다. 물은 조금씩 자주 천천히 마시는 것이 좋다. 식사 직전과 식후 2시간은 피하고, 나머지 시간대에 30분마다 30cc 정도 마시는 것이 좋다.

천연 비타민 C가 풍부한 감잎차도 자주 마신다. 비타민 C는 항산화 작용이 뛰어나며, 피부와 혈관을 강화하고, 신진대사를 활성화하는 우리 몸에 필수적인 비타민이다. 감잎차는 특히 비타민 C의 함유량이 높고, 저렴하게 이용할 수 있는 자연식품이다. 하루에 생수와 감잎차를 각각 1리터 이상씩 마시는 것이 좋다. 감잎차는 유기농 제품을 이용하는 것이 안전하다.

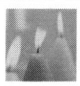 **운동요법** _ 신진대사 촉진하는 니시운동

붕어운동

척추를 바르게 하고, 장운동을 촉진하며, 또 위장병을 비롯해 복부에 관련된 장기의 질환을 예방 및 치료하는 데 효과적인 운동이다. 똑바로 누워 몸이 일직선이 되도록 펴고 발끝을 몸 쪽으로 당겨 직각이 되게 한다. 그런 다음 두 손으로 깍지를 껴서 목 뒤로 받치고, 팔은 편안한 상태로 바닥에 댄 후 붕어가 헤엄을 치듯이 몸을 좌우로 흔들어 준다. 1분 정도 계속한다.

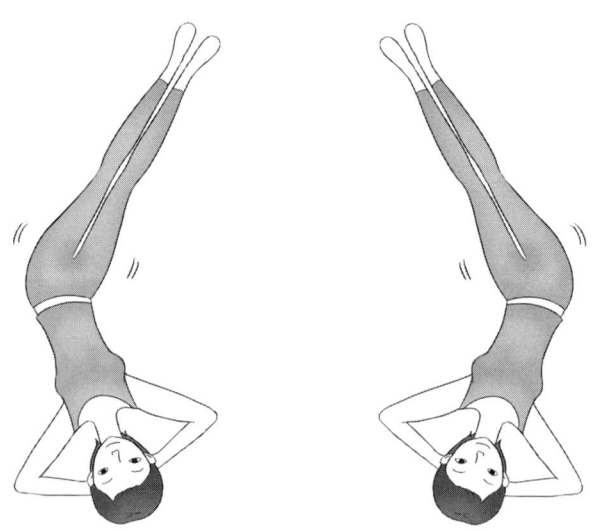

모관운동

혈관순환계를 강화해 심장병, 고혈압, 동맥경화, 심장질환의 예방 및 치료에 효과적인 운동이다. 모세혈관망의 70%가 모여 있는 손과 발을 흔드는 운동으로, 혈액순환 기능을 강화하는 데 특히 효과적이다. 경침을 베고 똑바로 누워 팔과 다리를 몸과 직각이 되게 들어 올린다. 손과 발을 어깨 너비로 벌리고, 발목을 몸 쪽으로 꺾어 발바닥이 천장을 향하게 한다. 이 상태에서 2분 정도 손과 발을 터는 느낌으로 떨어 준다.

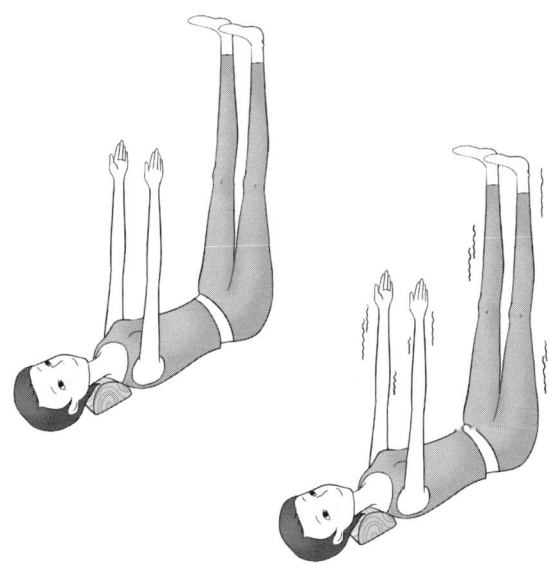

합장합척운동

양손과 양발을 맞추어 몸의 좌우 근육과 신경이 균형을 이루게 하는 운동이다. 특히 부인병이나 여성의 임신 및 출산 과정에 효과적이다. 편안히 누운 상태에서 합장하듯 두 손바닥과 발바닥을 각각 맞댄다. 그런 다음 손과 발을 동시에 미는데, 손은 머리 위로, 발은 아래로 50cm 정도 뻗었다가 다시 되돌아오는 동작을 반복한다. 2~3분간 동작을 하고 3~10분간 쉰 후 반복한다.

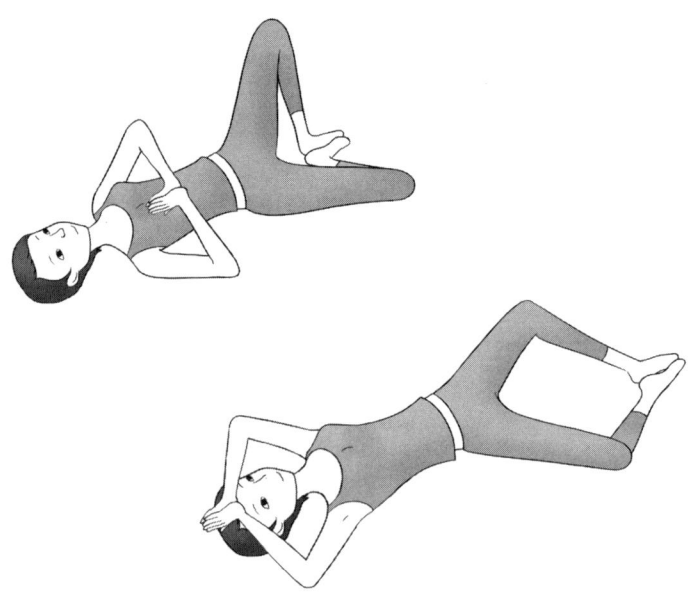

배복운동(등배운동)

　허리를 좌우로 흔들어 흉추와 요추의 비틀림을 교정하면서, 아랫배를 내밀었다가 당기는 동작을 통해 교감신경과 부교감신경을 동시에 활성화시키고 체액을 중화하는 운동이다. 무릎을 꿇고 앉아, 무릎 사이에 주먹이 4개 정도 들어갈 정도로 벌려 중심을 잡고 상체를 좌우로 흔든다. 이때 몸을 기울일 수 있을 때까지 최대한 기울인다. 몸이 중앙에 올 때는 배를 당기고, 좌우로 기울일 때는 아랫배를 쭉 내민다. 척추와 복부를 동시에 움직이면 된다. 무릎을 꿇는 자세가 익숙하지 않은 사람은 의자에 앉아서 해도 된다. 1분에 왕복 50~55회를 기준으로 10분 정도 계속한다.

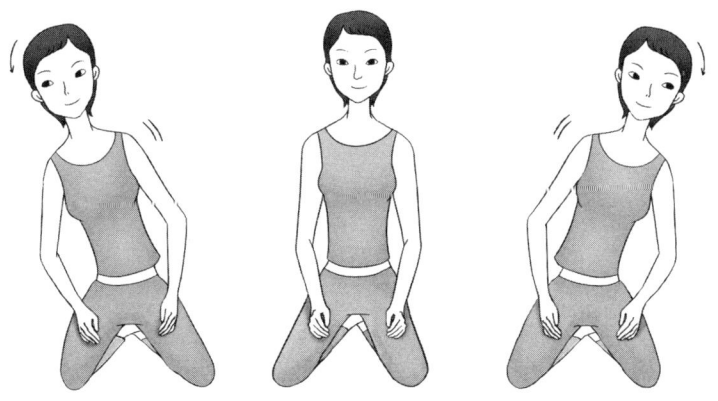

수면요법 _ 척추를 바르게 하는 평상과 경침

평상

사람은 동물과 달리 직립보행을 하게 되면서 척추에 큰 부담을 주게 되었다. 척추를 기둥으로 사용하면서 비뚤어지거나 기울어지는 부탈구(副脫臼)를 일으키게 된 것이다. 그로 인해 척추에 연결된 신경과 혈관이 압박을 받고, 관련 기관에까지 장애가 나타나는 것이다.

딱딱한 나무 침대인 평상을 사용하면, 척추를 바르게 해서 균형을 잡아주는 역할을 한다. 평상은 중력을 골고루 받는 가장 안전한 평면으로, 그 위에서 자게 되면 휘어진 척추를 바로잡을 수 있다. 특히 척추 가운데 흉추 3번부터 10번까지가 반듯해야 간과 신장의 기능을 회복시킬 수 있다.

딱딱한 잠자리에 누우면 처음에는 허리가 불편할 것이다. 요추나 천골 부위에 통증을 느끼는 경우가 많다. 이것은 비뚤어진 부위가 교정되는 과정이므로 처음에는 한 시간 정도부터 시작해 차츰 시간을 늘리는 것이 좋다. 평상 사용은 낮 시간 활동으로 휘어진 척추를 자면서 자연스레 교정해, 질병을 치유하는 좋은 건강법이다.

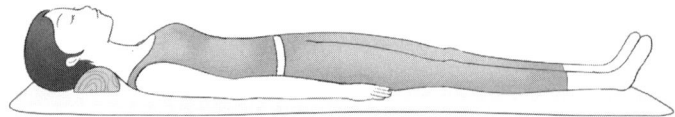

경침

　평상과 함께 사용하는 것이 나무 베개인 경침이다. 나무 원통을 반으로 잘라 놓은 모양인 경침은 직립보행으로 비뚤어진 경추를 바르게 교정해 주는 역할을 한다. 목 부위는 뇌신경과 척수신경의 연결 부위로, 경추가 비뚤어지면 두부의 혈액순환이 원활하지 않고, 눈, 코, 귀, 인후, 갑상선, 심장, 폐, 위의 건강이 나빠지며, 동맥경화나 견비통, 만성 두통이 생기기도 한다.

　경침의 높이는 개인에 따라 다르나, 보통 넷째 손가락의 길이가 경침의 반지름(높이)과 일치되는 정도가 좋다. 경침은 머리가 아닌, 뒷목에 베어 사용한다. 경침 역시 처음 사용할 때는 불편하다. 심할 경우 어깨나 뒤통수에 순간적인 마비 증상이 오기도 하지만, 조금씩 단계적으로 시간을 늘리면 곧 적응된다.

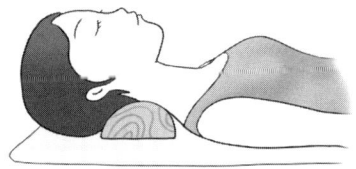

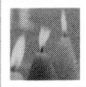 목욕요법 _ 순환 기능 강화하는 냉온욕

 냉온욕은 냉탕과 온탕을 번갈아 들어가는 목욕법으로, 온도 조절을 통해 피부를 단련하고 면역력을 강화한다. 냉온욕을 하면 피부가 수축과 확장을 번갈아 하면서 기능이 강화되고, 림프액이 정화되며, 체액이 중화된다. 또한 자율신경이 안정되고, 혈액순환이 촉진되어 몸의 저항력이 강화된다. 특히 감기예방에 좋으며, 혈액순환 장애에서 비롯된 각종 신경통, 두통, 천식 등에도 효과적이다.

 냉온욕을 할 때는 14~18도의 냉탕과 41~43도의 온탕을 1분 간격으로 교대로 들어갔다 나왔다 하면 된다. 1분 차이로 냉탕과 온탕을 오가면 피부 세포는 급격한 수축과 팽창을 반복한다. 이 과정을 15회 반복해서 냉탕에 8회, 온탕에 7회 들어가는 것이 이상적이다. 처음에는 총 7회로 냉탕 4회, 온탕 3회를 오가는 정도로 시작해 차차 횟수를 늘리는 것이 좋다.

 냉탕과 온탕의 이상적인 온도 차는 25도 정도이다. 냉탕에 적응이 안 되는 경우는 미지근한 물로 시작해 차츰 온도를 내려 본다. 처음에 시도하기가 어려우면 일주일 정도 기간을 갖고, 손과 발을 냉수에 적시는 정도로 시작한다. 점차 무릎까지, 다음에는 허벅지까지, 익숙해지면 몸 전체를 탕에 넣는 방법으로 서서히 적응하면 된다. 냉탕에서는 몸을 문지르는 등 가능한 한 활발히 움직이고, 온탕에서는 편안히 쉬는 것이 좋다. 처음 냉탕에 들어가는 것만 잘 참으면 그 후에는 하기 쉽고, 단시간에 큰 효과를 볼 수 있다.

냉온욕을 할 때 꼭 지켜야 할 사항은 냉탕에서 시작해 냉탕으로 마치는 것이다. 뜨거운 열탕이나 사우나에서 땀을 뺀 후 냉탕에 들어가면 뇌졸중이나 심장발작 등을 일으킬 수 있다.

체내 독소 배출이나 다이어트에도 효과적인 냉온욕은 고열이 나는 경우, 즉 체온이 37.5℃ 이상인 경우만 피하면 남녀노소 누구나 할 수 있다. 질병이 있는 사람이나 수술 후에도 할 수 있는 아주 효과적인 목욕 건강법이다.

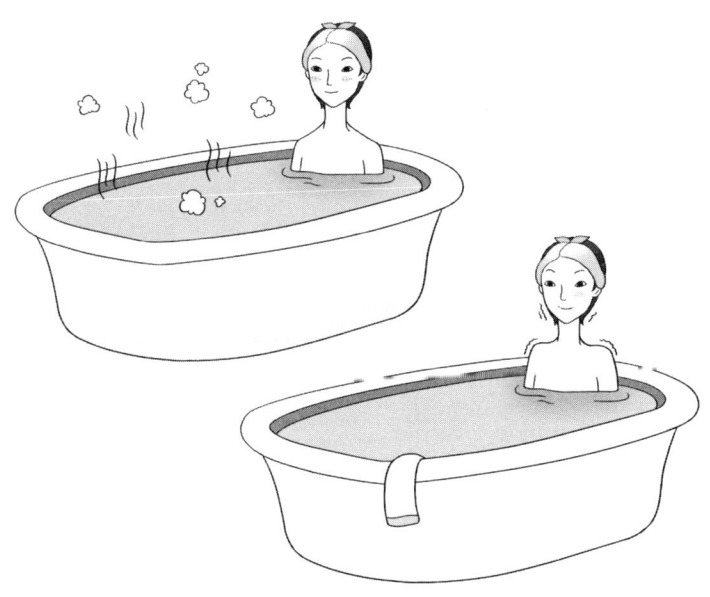

대기요법 _ 피부 호흡 촉진하는 풍욕

대기요법(大氣療法)은 일명 풍욕, 나체요법 등으로 불리며, 피부를 통해 산소를 공급해 신진대사를 촉진하는 방법이다. 또한 일산화탄소나 요산 등의 노폐물을 배출해 피부 호흡을 촉진하고, 원활한 산소 공급을 통해 면역력을 강화한다.

우리 몸에 산소가 부족하면 음식물을 산화해 에너지를 만드는 기능이 저하되므로 에너지 생산력이 떨어진다. 뿐만 아니라 음식물의 소화·흡수 과정에서 발생하는 해로운 일산화탄소를 중화할 수 없다. 산소는 일산화탄소와 결합해 이산화탄소로 전환, 피부나 방귀, 트림, 대소변 등의 형태로 체외로 배출되는데, 그 역할을 제대로 할 수 없는 것이다. 산소가 부족해 체내 일산화탄소가 축적되면 '무산소 증식 세포'라고 부르기도 하는 암을 부추기는 요인이 된다. 따라서 체내로 충분히 산소를 공급하는 것이 무엇보다 중요한데, 피부를 통해 산소를 공급하는 풍욕은 더할 나위 없이 좋은 방법이다.

풍욕을 하기 위해서는 우선 창문을 열어 환기를 시키고, 이불을 준비한다. 가능한 한 옷을 모두 벗고 맨몸으로 하는 것이 좋고, 이불은 평소 쓰는 것보다 약간 두꺼운 것이 효과적이다. 옷을 벗은 채 이불을 덮고 벗는 과정을 반복한다. 처음에는 맨몸으로 20초간 있다가 머리를 제외한 전신에 이불을 덮고 1분간 있는다. 이불을 덮고 벗는 과정을 12회 반복한다.

옷을 벗고 있는 시간은 20초에서 시작해 10초씩 늘여 120초가 될 때까지 계속하고, 이불을 덮고 있는 시간은 1분에서 시작해 단계적으로 2분까지 늘린다. 이불을 덮고 있을 때는 편안히 누워 있고, 벗을 때는 가벼운 운동으로 활발하게 움직이면 효과적이다.

풍욕이 끝나면 잠시 누워 쉰 다음 옷을 입는다. 풍욕을 한 번 하는 데 걸리는 시간은 대략 30분 정도이다. 환자가 병을 치유하기 위해 풍욕을 할 때는 개개인의 상황에 따라 다르지만, 하루에 6～11회 정도 하는 것이 좋다. 초보자의 경우 시중에서 판매하는 풍욕 테이프를 이용하면 자세한 설명이 들어 있으므로 쉽게 따라 할 수 있다.

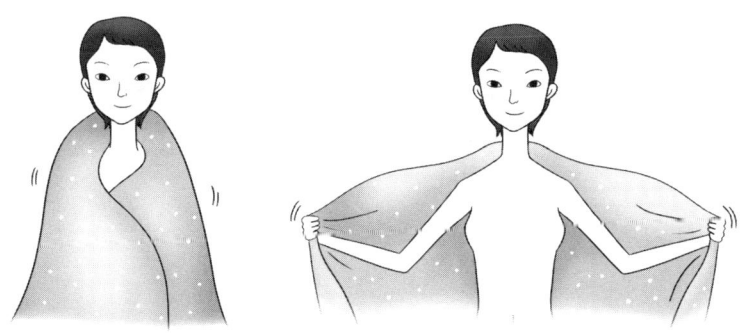

집에서 하는
니시식 해독법

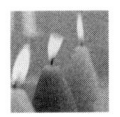
단식을 중심으로 한 니시식 해독법을 집에서 실천해 보자. 만성병을 앓고 있는 사람이라면 치유에 큰 도움이 될 것이고, 건강한 사람이라면 몸을 정화해 건강을 더욱 증진시키고 질병을 예방하는 효과가 있다. 일반적으로 단식은 생수 단식, 한천 단식, 장국 단신, 벌꿀 단식, 효소 단식, 생야채즙 단식, 사과 단식, 포도 단식, 무염 단식 등 그 종류가 다양하다.

그 가운데 한천 단식은 공복감이 적고, 단식 후 회복식 때 크게 신경을 쓰지 않아도 되므로 초보자도 집에서 쉽게 할 수 있다. 한천은 우뭇가사리 같은 점질성 바닷말을 끓여 추출시킨 액을 응고시킨 뒤 동결 건조해 만든 것으로, 젤리나 양갱의 원료로 쓰이는 식품이다.

단식기간에 먹을 한천식은 한천 가루 1스푼(4~5g)을 생수 한 대접

(300ml)에 넣고 저으면서 끓여서 죽염과 꿀을 약간 넣어 만든다. 이것을 한 끼 식사로 먹는다. 한천식은 완전히 식으면 굳어지므로 약간만 식힌 후 먹는 것이 좋다.

한천 단식이 어렵다면, 유기농 사과를 껍질째 갈아 주스로 만들어 약간의 죽염을 넣어 먹는 사과 주스 단식도 좋다. 평소 육류 섭취가 많고 짜게 먹는 사람은 소금 섭취를 전혀 하지 않는 무염 단식이 적당하다. 중증 난치병 환자의 경우도 무염 단식을 하는 것이 좋다.

여기서는 한천을 이용한 1주일 단식법을 간단하게 소개한다.

■ **단식 1주일 전**
- 심신이 편안한 상태에서 단식에 임할 수 있도록 가능한 한 복잡한 일은 마무리한다.
- 단식 준비기간으로 이때부터 아침 식사를 하지 않고, 점심은 오전 11시 30분, 저녁은 오후 5시 30분에 먹는다.
- 아침을 먹지 않는다고 해서 그냥 굶는 것이 아니라, 생수와 감잎차 등 수분을 충분히 섭취해 공복감을 극복한다.

■ **단식 제1일 (준비식)**
- 점심과 저녁에 죽을 먹는다. 반찬으로 담백한 나물 정도는 괜찮다.
- 생수와 감잎차를 하루 1리터 이상씩 수시로 마신다.
- 운동요법으로 붕어운동, 모관운동, 합장합척운동, 배복운동을 한다.

- 보조요법으로 냉온욕, 풍욕을 실천한다.

■ 단식 제2일(준비식)
- 점심과 저녁에 미음을 먹는다. 반찬으로 두부 2분의 1모 정도는 괜찮다.
- 생수와 감잎차를 하루 1리터 이상씩 수시로 마신다.
- 운동요법으로 붕어운동, 모관운동, 합장합척운동, 배복운동을 한다.
- 보조요법으로 냉온욕, 풍욕을 실천한다.

■ 단식 제3일(본 단식)
- 점심과 저녁에 한천식을 먹는다.
- 생수와 감잎차를 하루 1리터 이상씩 수시로 마신다.
- 숙변 배설을 돕는 하제로 마그밀을 복용하고 관장을 한다. 마그밀은 아침, 저녁으로 두 알씩 충분한 물과 함께 먹는다.
- 운동요법으로 붕어운동, 모관운동, 합장합척운동, 배복운동을 한다.
- 보조요법으로 냉온욕, 풍욕을 실천한다.

■ 단식 제4일(본 단식)
- 점심과 저녁에 한천식을 먹는다.
- 생수와 감잎차를 하루 1리터 이상씩 수시로 마신다.
- 숙변 배설을 돕는 하제로 마그밀을 복용하고 관장을 한다. 마그밀은 아침, 저녁으로 두 알씩 충분한 물과 함께 먹는다.

- 운동요법으로 붕어운동, 모관운동, 합장합척운동, 배복운동을 한다.
- 보조요법으로 냉온욕, 풍욕을 실천한다.

■ 단식 제5일(본 단식)
- 점심과 저녁에 한천식을 먹는다.
- 생수와 감잎차를 하루 1리터 이상씩 수시로 마신다.
- 숙변 배설을 돕는 하제로 마그밀을 복용하고 관장을 한다. 마그밀은 아침, 저녁으로 두 알씩 충분한 물과 함께 먹는다.
- 운동요법으로 붕어운동, 모관운동, 합장합척운동, 배복운동을 한다.
- 보조요법으로 냉온욕, 풍욕을 실천한다.

■ 단식 제6일(회복식)
- 점심과 저녁에 미음을 먹는다. 반찬으로 두부 2분의 1모 정도는 괜찮다.
- 생수와 감잎차를 하루 1리터 이상씩 수시로 마신다.
- 운동요법으로 붕어운동, 모관운동, 합장합척운동, 배복운동을 한다.
- 보조요법으로 냉온욕, 풍욕을 실천한다.

■ 단식 제7일(회복식)
- 점심과 저녁에 죽을 먹는다. 반찬으로 두부 2분의 1모 정도는 괜찮다.
- 생수와 감잎차를 하루 1리터 이상씩 수시로 마신다.
- 운동요법으로 붕어운동, 모관운동, 합장합척운동, 배복운동을 한다.

- 보조요법으로 냉온욕, 풍욕을 실천한다.

■ 단식 효과 높이기
- 단식의 효과를 제대로 알아 본 후 즐겁게 임한다. 어느 정도 공부를 해서 지식을 갖고 임하는 것과 무턱대고 하는 것은, 단식에 대한 의지나 효과 면에서 차이가 있다.
- 개인이 집에서 할 때는 처음부터 너무 무리하게 일정을 잡지 않는 것이 좋다. 본 단식 3일을 포함해 1주일 정도로 시작하는 것이 무난하다.
- 니시의학에서 강조하는 6대 법칙을 함께 실천하면 좋다. 평상 사용, 경침 사용, 모관운동, 붕어운동, 합장합척운동, 배복운동을 실천하고, 더불어 풍욕과 냉온욕을 병행하면 단식의 효과를 높일 수 있다.
- 매일 관장을 하는 것이 좋다. 관장은 36도 정도의 미지근한 물에 마그밀을 섞어 약 0.5~1리터가량 항문에 관장기를 꼽아 장 속으로 주입하는 것이다. 단식기간 중 관장을 해 주면 장이 깨끗하게 청소되어 단식의 효과를 높일 수 있다.
- 단식기간 중 나타날 수 있는 명현(瞑眩) 현상에 대해 바르게 이해해야 한다. 체내 독소가 빠져나가고 신진대사가 원활해지면 사람에 따라 구토, 두통, 신경통 등의 증상이 나타나기도 한다. 이를테면 통증의 경우, 부진하던 순환계가 정상을 되찾으면 위축된 혈관이 확장되어 말초신경을 자극해 일시적으로 통증이 나타날 수 있다. 이것은 병을

치유하는 과정에서 잠시 나타나는 호전 반응이다. 단식기간 중에는 자신의 몸에 나타나는 미세한 변화도 놓치지 말고 잘 감지하는 것이 좋다.
- 단식기간 중 가장 신경을 써야 하는 것은 회복식이다. 본 단식을 마친 후 바로 많이 먹게 되면 부작용이 나타날 수 있다. 회복식 때 과식을 하게 되면 단식의 효과를 무효화시킬 수 있고 자칫 위험할 수도 있으므로, 조금씩 단계적으로 먹는 양을 늘리는 것이 좋다.
- 단식은 정기적으로 실천하면 그 효과가 더욱 크다. 주기적으로 몸을 대청소해서 치유력을 극대화하는 것이 좋다. 정기적으로 단식을 실천하면, 질병 치유와 건강 증진에 큰 도움이 된다.

■ 단식 시 주의해야 할 사람

일반적으로 암 환자는 단식을 피하는 것이 좋다. 면역력이 극히 저하된 상태이므로 경우에 따라 위험이 따르기도 한다. 또한 중증 빈혈, 혈중 요산치 10mg/dL 이상인 중증 통풍, 인슐린에 의존하는 제1형 당뇨병, 위궤양, 십이지장궤양 등의 질환자는 단식을 피하는 것이 좋다. 이들 환자는 경우에 따라 병세가 더 악화될 수 있으므로 위험 부담을 안고 모험을 할 필요가 없다.

자연의학자로서의
새로운 삶

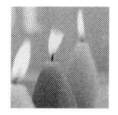
내 삶을 바꾸어 놓은 니시의학을 나는 많은 사람들에게 알리고 싶었다. 특히 나처럼 오랜 세월 만성병으로 고생하는 이들과 난치병을 앓는 이들에게 권하고 싶었다. 의사의 직업의식이 발동한 것이다.

와타나베 선생으로부터 니시의학을 전수받은 나는 부산 해운대에 '한일클리닉'이라는 자연의학 전문 클리닉을 열었다. 2003년 2월 22일의 일이다. 나의 남다른 행보에 가족과 친지들은 걱정하기도 하고 만류하기도 했지만, 내 의지를 꺾지는 못했다.

설레는 마음으로 첫 환자를 맞았다. 니시의학에 대한 확신은 있었지만, 자연의학자가 되어 처음으로 환자를 치료하는 것이어서 긴장하지 않을 수 없었다. 환자는 60대 중반의 남성으로 3기의 간암 환자였다. 간에 생긴 악성 종양을 수술로 제거한 후 항암요법을 받기 전에 상담을 위해 찾아온 것이었다. 이런 경우 항암제와 방사선 치료를 계속 받게 되고 암이 전이되어 사망하는 경우가 많다. 그것도 항암제와 방사선 치료를 받느라 고통스러운 나날을 보내다가…….

그와 같은 사실을 환자도 알고 있기 때문에 '혹 다른 가능성은 없을까?' 하는 마음으로 서울에서 부산까지 찾아온 것이었다. 호락호락한 병이 아니었고, 나로서도 100% 장담할 수 없는 상태였다. 우선 성실하고 진솔하게 상담에 임했고, 신중하게 생각하던 환자는 니시의학을 해보기로 결정을 내렸다.

그는 병원에 한 달간 입원해서 치료를 받았다. 단식과 식이요법과 운동요법을 병행하면서 빠르게 회복되어 갔다. 2주가 지나면서부터는 완치될 것이라는 강한 믿음을 갖게 되었다.

어두운 얼굴로 병세가 완연했던 그가 활기차고 밝은 모습으로 병원 직원들에게 먼저 인사를 건넸고, 상담을 하기 위해 찾아온 환자들에게도 이런저런 경험담을 들려주며 희망의 말을 건넸다. 새벽 일찍 일어나 직원들이 해야 할 병원 청소를 스스로 도맡아 할 정도로 기운이 넘쳤다.

암 환자로 두려움과 혼란 속에 있던 그가 처음부터 니시의학에 대해 강한 믿음을 갖고 있었던 것은 아니다. 그저 항암제로 고통을 받으며 남은 생을 보내는 것보다는 낫겠지 하는 생각이었을 것이다. 그러던 그가 스스로 몸이 좋아지는 것을 피부로 느끼면서 두려움을 털어 내고 삶에 대한 강한 의지를 갖게 된 것이다.

그의 회복과 변화는 의사인 내게도 너무나 고마운 것이었고, 자연의학자의 길을 택한 것이 과연 옳았다는 생각을 더욱 굳게 만들어 주었다. 한 달간 입원 치료를 받은 그는 건강을 회복해 사회로 복귀하게 되었고, 서울로 돌아갔다. 내가 무안할 정도로 고맙다는 인사를 거듭하면서 그는 병원을 떠났다.

잊지 못할 두 환자

자연의학자로 처음 치료한 그 환자를 보면서, 내 머릿속에는 또 한 명의 환자가 떠올랐다. 내 기억 속에 가장 아프게 남아 있는 환자, 현대의학자로 사는 것이 얼마나 희망이 없는지를 절감하게 해 준 환자였다. 그 환자를 만난 것은 한 중소병원의 신경외과 과장으로 일할 때였다.

그는 18세의 남학생으로 유도를 하다가 넘어져 머리를 다쳤고, 의식이 없는 응급 상태에서 병원으로 왔다. 뇌를 싸고 있는 혈관이 파열되어 출혈을 일으킨 '뇌경막하출혈'로 당장 수술하지 않으면 생명이 위태로운 응급 상황이었다.

그러나 뇌경막하출혈은 같은 상태에서 똑같은 방법으로 수술을 해도 결과가 너무 달라서 의사를 당황하게 만드는 까다로운 질환이다. 그러다 보니 생과 사의 갈림길에 있는 민감한 뇌경막하출혈 환자는 어떤 의사도 선뜻 맡으려 하지 않는다. 문제가 될 수 있는 환자를 맡지 않으려는 진료 기피, 즉 방어 진료를 하게 되는 것이다. 특히 중소병원에서는 그런 경우 대부분 대학병원으로 환자를 보내는 것이 관행이 되다시피 한 상황이었다.

그러나 그 학생은 대학병원으로 이송하는 중간에 잘못될 수 있을 만큼 위급한 상황이었고, 나는 바로 수술에 들어가지 않을 수 없었다. 당시의 상황에서는 최선의 선택이었다. 환자를 데리고 온 유도관 관장의 승낙하에 응급수술에 들어갔고, 수술은 성공적이었다. 환자는 응급 상황을 모면했고, 중환자실로 옮겨졌다. 그러나 문제는 그 후였다.

중환자실에 있는 동안 환자는 병원 감염으로 폐렴에 걸렸다. 온갖 세균의 배양실이라고 할 정도로 병원균이 많은 병원에서 면역력이 약한 환자들은 종종 2차 감염을 얻기도 한다. 불행하게도 폐렴에 걸린 그 환자는 산소 공급이 원활하지 못해 뇌가 심하게 부었고, 결국 식물인간이 되었다. 그 어린 환자를 보면서 온몸에 기운이 다 빠지는 듯 안타깝기만 했다.

환자 가족들의 슬픔은 엄청났고, 그 분노를 의사인 나에게로 폭발시켰다. 병원에서는 종종 있는 일이다. 자식이 식물인간이 된 부모가 어찌 이성적일 수 있겠는가! 그런 상황을 이해하기에 그들의 비난을 고스란히 받았다. 게다가 병원 경영진으로부터도 질책이 이어졌다. 민감한 상황의 환자를 받지 않는 것이 중소병원의 운영 원칙과도 같은데, 현명하지 못했다는 질책이었다.

그렇다면 과연 '현명한' 행동이란 무엇인가? 죽어 가는 응급 상황의 환자를 외면하는 것이 현명하다는 말인가? 나는 혼란스러웠다. 앞으로도 불확실한 현대의학에 기대어 살아야 한다는 것이 혼란스러웠고, '어떤 상황에서도 환자의 진료를 우선으로 해야 하는' 의사의 본분이 아예 뒷전으로 밀려난 현실이 당황스러웠고, 성실하게 진료를 하고도 환자나 병원 측으로부터 비난만 받아야 하는 상황이 견디기 힘들었다. 의사가 최선을 다하고도 잘못될 수 있다는 사실을 받아들이기에는 의사와 환자 간의 불신의 골은 너무 깊었다.

현대의학의 근본적인 문제와 한계, 그로 인한 의사와 환자 간의 불신, 방어 진료를 할 수밖에 없는 의료 환경 등 현대의학의 의료 현실 속에서 나는 절망하지 않을 수 없었다. 그 절망 속에서 헤어날 수 있었던 것은 자연의학을 만나면서부터이다.

자연의학으로 중병을 이겨 내고 수없이 감사 인사를 한 환자, 그리고 현대의학으로 최선을 다했지만 결국은 식물인간이 된 환자. 내 기억 속에 선명하게 남아 있는 두 환자의 다른 모습은, 어쩌면 현대의학과 자연의학의 현실을 말해 주는 것인지도 모른다.

자연의학을 전문으로 하는 한일클리닉에서는 암, 아토피 등 난치병 환자를 비롯해 만성질환자를 주로 진료했다. 나름대로 성과를 올렸고 보람된 시간이었다. 그러나 경영상의 어려움으로 2005년 11월에 문을 닫았다. 동경 와타나베 의원처럼 규모 있는 병원이 될 것이라고 기대하지는 않았지만, 경영 적자로 문을 닫게 될 것이라고는 전혀 예상하지 못했다.

그 경험을 통해 우리나라 국민의 현대의학에 대한 맹신과 자연의학에 대한 인식 부족을 절감할 수 있었다. 우리나라는 약품과 병원에 대한 의존도가 세계에서 최상위 그룹에 속하는 나라이다. 항생제를 가장 많이 남용하는 나라이고, 주사제를 가장 많이 쓰는 나라이며, 병원 이용률이나 첨단 검사 장비 이용률 또한 최상위권에 속한다. 현대의학의 공격적이고 위험한 치료에 피해를 입고 있으면서도, 다른 의학과 다른 가능성을 보지 못할 만큼 현대의학을 맹신하고 신봉한다.

의료제도상 자연의학은 지원 대상이 아니기 때문에 의료보험 혜택을 전혀 받을 수 없고, 따라서 병원을 경영하는 의사나 이용하는 환자 모두에게 부담이 될 수밖에 없다. 자연의학이 제대로 뿌리를 내릴 수 없는 척박한 환경인 것이다. 가능성이 있는 의학을 국가가 보장하고 지원해주는 유럽 선진국, 열린 마음으로 치료의 효율성을 따져 선택하는 일본이 그렇게 부러울 수 없었다.

'현실과 이상이 다르다'는 것을 뼈저리게 느끼면서 한일클리닉은 문을 닫았고, 그 후 나는 중소병원으로 들어가 원래 전공인 신경외과와 더불어 '니시해독센터'을 맡았다. 2007년 6월부터는 해운대 분원인 '파라다이스 해독 클리닉'의 원장을 맡아, 의료제도상 보호를 받을 수 있는 환경 속에서 자연이하에 대한 소신을 펼치면서, 현대의학과 자연의학의 장점을 병행하는 이른바 통합의료 활동을 하고 있다.

자연의학의 무한한 가능성

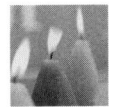니시의학은 자연의학의 하나이다. 자연의학이란 인간의 질병을 자연의 치유 능력에 맞추어 조율하고 복원시키는 의학이다. 자연에 존재하는 공기, 물, 식물 등을 이용하는 다양한 치유법을 동원해 인체의 자연치유력을 높여 병을 다스리는 치료법이다.

자연의학은 환자의 신체적인 병변 부위에만 치중하는 치료가 아니라, 전체적으로 접근해 정신적, 사회적, 환경적인 면까지 균형을 이루게 하고, 치유력을 강화해 심신을 치료한다.

현대의학이 비자연적이고 수동적이며 대개 일시적인 증상 억제의 치료 방식을 선호한다면, 자연의학은 자연적인 방법으로 면역력을 강화해 능동적이고 근본적인 치유를 가능하게 한다. 또한 단지 질병의 증상을 제거하는 '질병의학'이 아니라 인간의 건강을 전체적으로 개선시키는

'건강증진의학'을 지향하고 있다.

자연의학은 오늘날 '대체의학', '보완통합의학'이라는 말로 통용되고 있다. 대체의학 또는 보완통합의학이란 현대의학이 해결하지 못한 한계점을 보완 대체할 수 있는 치료법이라는 뜻으로, 대부분 자연치료의학에 그 뿌리를 두고 있다.

오늘날 대체의학의 범주에 속하는 치료법에는 니시의학, 동종요법, 척추교정법, 향기요법, 수치료, 침술, 약초요법, 아유르베다, 심신의학, 수기요법, 근육내자극요법(IMS), 증식요법, 테이핑 요법, 자기요법, 목욕요법, 반사요법, 찜질요법, 온열요법, 지압, 요가, 단전호흡, 기공법, 명상법, 참선, 최면치료, 바이오피드백, 아봐타 프로그램, 미술요법, 음악요법 등 그 종류가 수없이 많다.

의학의 기원은 어느 민족, 어느 지역이든 자연의학이었다. 인류는 질병을 치유하는 방법을 처음 자연에서 찾았고, 동서를 막론하고 천연 약초를 사용하면서 의학의 기초를 닦았다. 각 민족마다 대대로 내려오는 고유의 민간요법은 모두 경험적 지식을 바탕으로 전해져 오는 자연의학이다.

현대의학의 뿌리인 서양의학 역시 처음에는 자연의학이었다. 서양의학의 아버지로 불리는 히포크라테스도 인체의 자연치유력을 높여 질병을 치유했고, 자연 치유 작용을 돕는 자연 약초를 주로 사용했다. 그는 기원전 400년 무렵에 이미 400여 종의 허브 처방을 남겼다.

그런 서양의학이 자연의학에서 멀어지게 된 것은, 과학적 의학을 지향하게 되면서부터이다. 인체를 기계적인 구조로 보고, 병든 부위에만 매달리는 현대의학 특유의 의학관이 정립되면서 서양의학은 화학적 약물과 해부 및 외과 수술에 의존하는 틀을 갖추게 되었다.

현대의학은 본격적으로 문을 연 후 200년도 되지 않아 세계의 의학이 되었다. 그러나 엄청난 외형적인 발전에도 불구하고 치료하지 못하는 병이 늘어나고, 심각한 부작용 문제가 불거지면서 사람들은 자연의학으로 눈을 돌리고 있다. 자연의 상식을 거스른 의학이 거대한 벽 앞에 부딪치면서 자연의학이 주목받는 것은 어쩌면 당연한 귀결인지도 모른다.

자연치유력을 키우고, 자연의 이치를 따르는 생활양식을 통해 병을 다스리는 자연의학은 현대 사회에 만연한 문명병과 만성병에 효과를 내면서 빠르게 확산되고 있다. 특히 현대의학의 공격적인 치료로 부작용을 경험한 사람들이 자연의학을 찾고 있다.

세계보건기구(WHO)는 세계의 질병 인구 가운데 60% 이상이 자연의학으로 치료를 하고 있다고 발표했다. 현대의학의 메카 미국에서도 전체 질병 인구의 40% 이상이 자연의학을 이용하고 있다. 자연의학이 큰 임상 성과를 낳자 자연의학에 대한 관심은 날로 커지고 있다. 미국의 경우 1992년 국립보건원에 대체의학과가 개설되어 자연요법을 본격적으로 연구하고 있고, 미국의 의과대학 가운데 대체의학을 정식 과목으로 채택하고 교육하는 대학이 100곳이 넘을 정도로 자연의학에 대한 막대한 투자와 연구가 이루어지고 있다.

자연의학 열풍은 유럽도 마찬가지이다. 영국, 프랑스, 독일 등의 나라는 이미 오래전부터 자연의학에 대한 관심이 높은 곳이다. 이들 나라는 제도적으로 자연의학을 인정하고 있고, 자연의학으로 치료받을 경우 현대의학과 마찬가지로 국가의료보험에서 보장을 해 준다. 자연의학 병원이 빠르게 늘고 있고, 대체의학의 메카 독일에서는 현대의학자의 90%가 자연의학을 병행하고 있기도 하다.

우리나라에서도 2004년 대한보완통합의학회가 결성되는 등 자연의학에 대한 관심이 커지고 있지만, 세계의 발 빠른 변화를 따라잡지 못하고 있다. 사회 전체가 여전히 '현대의학만이 최고'라는 편견에 젖어 다른 가능성을 외면하고 있는 것이다.

그동안 자연에서 멀어진 인류 문명은 온갖 왜곡과 모순을 경험하면서 다시 자연과 생명으로 돌아가고 있다. 의학 역시 마찬가지이다. 자연 지향적인 삶의 방식이 현대 문명이 낳은 각종 폐해를 이겨 낼 대안이 되고 있듯이, 자연의학 역시 현대의학의 한계를 넘어설 최상의 대안이 되고 있다. 의학의 기원이었던 자연의학은 이제 온갖 문명병을 앓고 있는 인류의 미래 의학으로 빠르게 확산될 것이다.

자연의학의 현명한 이용

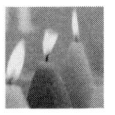 자연의학은 무한한 가능성을 가진 의학이다. 고효율 저비용의 치료이며, 자연스런 치료방법으로 비교적 부작용이 적고 안전하며, 자연치유력을 강화해 병을 다스리므로 특히 만성병과 난치병에 효과적이다.

그러나 자연의학 역시 만능일 수는 없다. 아니 세상에 만능 의학과 만병통치약은 없다. 인간이 완벽할 수 없듯이, 어떤 의학도 완전할 수는 없다. 만약 어떤 요법이 만능이자 만병통치라고 주장하는 사람이 있다면 '과대광고'나 '사이비 의료'로 보아도 무방할 것이다.

세상에 존재하는 모든 의학은 그 나름의 장점과 단점이 있다. 그것을 현명하게 이용하는 지혜가 필요하다. 교통사고로 심한 외상을 입은 사람은 가능한 한 빨리 현대의학으로 응급처치를 해야 하고, 급성 감염으로 생명이 위독한 사람 역시 현대의학의 약물요법으로 우선 위독한 상황을 모면해야 한다. 현대의학이 절대적으로 필요한 상황에서조차 자연의학을 고집한다는 것은 '현대의학에 대한 맹신'만큼이나 어리석은 일일 것이다.

무엇보다 자신의 질병에 대해 정확히 이해하고, 그런 다음 자신의 병에 맞는 치료법을 선택하는 안목이 필요하다. 오늘날 자연의학이 진가를 발휘하는 부문은 만성질환이다. 자연의학을 비롯한 대체의학은 현대사회에서 문제가 되고 있는 대부분의 만성병에 효과적이다. 그리고 확실한 병명이 없으면서 일상생활에 불편을 주는 기능성 장애나 신경성 질환에 효과가 크다.

자연의학의 단점은 인체의 면역력을 강화하는 단계를 거쳐 병적인 현상을 바로잡기 때문에 대개 효과가 늦게 나타난다는 것이다. 그러다 보니 병의 진행 속도가 빠른 질환의 경우 효과가 미흡하다. 급성질환이나 신속하게 처치해야 하는 응급 질환은 현대의학으로 빠르게 대처하는 것이 좋다.

니시의학도 마찬가지이다. 치료 효과가 다소 느리다 보니, 병의 진행이 빠른 말기 암인 경우 병의 진행 속도를 치유 속도가 따라잡지 못해 완치가 힘든 것이 사실이다.

대부분의 자연의학은 한 알의 진통제로 통증이 바로 가시는 화학적인 약물요법처럼 신속한 효과는 기대할 수 없다. 그러나 시간을 두고 단계적으로 이루어지는 치료야말로 진정한 치유법이며, 인체에 미치는 부작용을 고려할 때도 보다 안전할 것이다.

세상에 만능 의학은 없다

　자연의학에 대한 관심이 높아지면서 자연의학을 전문적으로 시술하는 치료사들도 늘었고, 이용하는 이들도 늘었다. 그러나 제도권 의학과 달리 '사이비'나 '악덕 상술'을 구별해 낼 수 있는 제도적 장치가 없기 때문에 신중하게 선택할 필요가 있다.

　자연의학을 선택할 때는 환자나 보호자가 우선 자료를 모아서 스스로 공부를 해야 한다. 자신에게 효과적인 치료법으로 어떤 것이 있는지 우선 조사한 후, 자연의학으로 치유한 사람들을 찾아 적합한 방법인지를 적극적으로 알아보아야 한다.

　자연요법을 선택할 때는 우선 자신의 질환에 잘 맞는지, 위험요소는 없는지를 확인하자. 또 언제부터 사용되어 왔는지, 성공률은 얼마나 되는지, 심각한 부작용은 없는지, 얼마동안 치료를 받아야 하는지, 지속적으로 하기 쉬운지, 해당 요법을 실행한 후에는 몸에 어떤 변화가 있는지, 경비는 얼마나 드는지 등을 자세히 알아보아야 한다.

　모든 자연요법이 모든 이들에게 똑같은 효과를 내는 것은 아니다. 높은 효과를 내는 질환이 있는가 하면 효과가 미미한 질환도 있다. 따라서 특정 질환에 걸린 사람이 어떤 요법으로 나았다고 해서, 그 결과만 보고 무턱대고 따라 해서는 안 된다.

또한 부작용이 없는 안전한 방법인지를 점검해야 한다. 대부분의 자연의학은 현대의학과 같은 큰 부작용이 없는 것이 특징이지만, 해당 요법이 안전한 치료법인지는 반드시 점검할 필요가 있다. 그 시술의 장점 못지않게 단점까지도 제대로 알아본 후 치료에 임해야 한다.

자연의학을 선택해 치료를 할 때는 해당 분야 치료사의 전문성도 알아보자. 그 분야를 제대로 공부하고 임상 경험이 풍부한 치료사에게 치료를 하는 것과 그렇지 않은 사람에게 치료를 받는 것은 차이가 있다. 특히 중병을 앓고 있는 환자라면 해당 요법 치료사의 전문성과 경력을 꼼꼼히 알아본 후에 치료에 임해야 한다.

자연요법 치료사를 결정할 때는 우선 상담부터 해보고 판단하는 것이 좋다. 환자가 겪고 있는 증상과 고통을 세세히 들어 주는 치료사, 해당 요법의 치료 과정에서 문제가 되는 점을 자세히 설명하고 또 어떻게 치료가 이루어지는지를 구체적으로 말해 주는 치료사라면 대체로 믿을 만하다.

만병통치를 주장하는 치료사라면 일단 의심해 볼 필요가 있다. 모든 병을 치료하는 만능 의학이라고 주장한다면 과대 선전일 가능성이 높다. 확실한 전문적 근거가 있는 치료사는 자신이 사용하는 자연의학의 한계를 분명히 알고 있다. 그리고 그 한계에 대한 내용을 공개하고 이에 대한 대책도 세우고 있다. 자연의학이라는 말로 포장한 악덕 상술에 휘말려 피해를 입지 않도록, 해당 요법에 대해 구체적으로 알아보고 신중하게 결정해야 할 것이다.

신중하게 자연의학을 선택해 치료에 들어갈 때는 긍정적인 마음을 갖고 자신의 몸의 변화를 스스로 점검하면서 치료에 임하자. 특히 여유를 갖고 치료에 임하는 자세가 중요하다. 그러나 대부분의 환자들은 빨리 낫고 싶어서 마음을 들볶는 경우가 많다. 하루라도 빨리 낫고 싶은 심정을 이해하지 못하는 것은 아니지만, 그 심리적 스트레스가 오히려 치유를 방해한다.

쉽고 빠르게 병을 고치려는 환자들의 심리가 우리 사회를 부작용 천국으로 만드는 데 큰 몫을 한 것 또한 사실이다. 현대의학의 공격적인 치료는 대부분 신속하게 효과를 내지만, 무서운 부작용 폐해를 낳았다. '한 방에 낫는다' 는 과장 광고로 환자들을 유혹하는 악덕 상술이 사라지지 않는 것도 환자들의 이런 심리 때문일 것이다.

질병이 하루아침에 생긴 것이 아니기에, 치유를 하는 데도 시간이 필요하게 마련이다. 특히 오랫동안 병을 키워 온 만성병을 쉽고 빠르게 치유하겠다는 것은 자연의 이치를 외면하는 욕심이다. 적은 노력을 들여 큰 수확을 얻을 수는 없다. 이 불변의 진리를 기억하면서, 인체에 부담을 적게 주면서 단계적으로 치료를 해 나간다는 마음 자세를 갖는 것이 중요하다. 긍정적이고 여유 있는 마음을 가질 때 치유 시기를 앞당길 수 있다.

벽을 허물고 열린 의료로

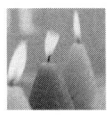세상에는 많은 의학이 있다. 병으로부터 몸을 구원하는 의도(醫道)가 하나의 길만 있을 리는 없다. 치유에 이르기 위해 사용하는 도구로서 무수히 많은 요법이 존재한다.

세상에 존재하는 모든 의학과 요법이 궁극적으로 지향하는 것은 하나이다. '질병 치유' 라는 공동의 목표를 향해 나아가는 것이다. 그런데도 현대의학, 동양의학, 자연의학, 민간요법 등 많은 의학과 요법이 서로 벽을 쌓고 적대시하고 있다.

궁극적인 지향점이 같은 이들이 서로 견제하고, 더 좋은 의학과 덜 좋은 의학으로 나누고, 자신이 전공한 의학 외의 길은 무시한다면, 의술을 펼치는 사람의 참다운 자세라고 할 수 없다.

세상의 모든 의학은 목표를 보다 빨리 이루기 위해 상호 협력해 더 나은 의술로 통합되어야 한다. 그래야만 질병의 고통을 줄이기 위해 최선의 노력을 하는 의학적 본분을 다할 수 있다.

이미 선진국에서는 통합의료를 발전의 방향으로 삼고 있다. 미국국립보건원에서도 통합의학이 시대적 흐름임을 다음과 같이 시사한 바 있다. "미래 의학은 현대의학과 대체의학이 양립되어 개별적인 의료 행위를 하는 것이 아니라, 두 의학이 상호 보완하여 자연스럽게 합치되는 통합의학이 되어야 한다."[1]

세계 많은 나라에서 의학 간에 벽을 허물고 손을 잡는 통합화가 가속화되고 있다. 그러나 우리는 여전히 벽을 쌓고 편을 나누어 적대시하고 있다. 그 벽을 허물지 않는 한 통합의학으로 가는 시대적 조류에 뒤처져 결국 우리는 의료 후진국으로 밀려나게 될 것이다. 그 속에서 애꿎은 국민들만 질병의 고통을 더 무겁게 질 것이다.

하루라도 빨리 우리가 앞장서 상호간의 모든 벽을 허물고, 마음의 문을 활짝 열기를 희망한다. 세상의 모든 의술이 상생하면서 보다 이상적인 의학을 만들기를 소망한다. 그 상생의 의료가 생명에 대한 사랑을 실천하는 진정한 '진보 의학'이 될 것이다.

---

1) 이성재, 『자연치유력』, 44쪽, 랜덤하우스중앙

3
똑똑한 환자의 현명한 병원 치료

내 병부터
제대로 이해하자

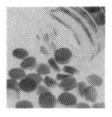 질병을 물리치기 위해서는 우선 그 병에 대해 구체적으로 알아야 한다. 특히 치료의 주체인 환자와 보호자가 질병에 대해 정확히 이해하고 있지 않으면 안 된다.

요즘은 일반인도 쉽게 공부할 수 있는 길이 얼마든지 열려 있다. 일반인을 위한 쉬운 건강 서적이 다양하게 출간되고 있고, 인터넷을 통해서도 많은 정보를 얻을 수 있다. 같은 병을 앓고 있는 친지나 환자 모임 등을 통해서도 실질적인 정보를 얻을 수 있다.

병원 치료를 시작하기 전에 우선 환자가 자신의 병에 대해 충분히 공부하고, 어떤 것이 표준 치료인지를 알아야 한다. 정보와 지식을 갖춘 환자가 되는 것이 무엇보다 중요하다.

환자가 스스로 전문성을 쌓아 자신의 병에 대해 지식을 갖고 있다면, 위험한 치료를 함부로 하지 않을 것이고, 의사의 치료법이 바른지를 보는 안목도 어느 정도 생길 것이다. 병원에만 전적으로 의지하지 않고, 생활 면에서도 어떤 노력이 필요한지 알게 되면서 치유를 앞당길 수 있다.

세상에는 그 어떤 것도 쉽게 주어지지 않는다. 자신에게 가장 소중한 생명과 건강을 지키기 위해서는 그만한 노력을 할 각오를 해야 한다. 자신의 질병에 대해 공부하는 것이야말로 치유를 향해 가는 가장 중요한 첫걸음이다.

병원 진료, 꼼꼼히 준비하자

의사와의 짧은 만남을 위한 준비가 필요하다

병원에서 의사의 기본 진료 과정은 크게 4단계이다. 무엇이 문제인가 (진단), 어떻게 그런 일이 생겼는가(원인), 무엇을 할 것인가(치료), 그리고 치료의 결과가 어떻게 될 것인가(예후) 등을 판단하고 실천하는 것이다. HEAD(병력 History, 검사 Examination, 진단 Assessment, 결정 Decision) 시스템에 따라 진료한다는 전문적인 표현을 쓰기도 한다. 의사의 이런 진료 과정을 이해하고 있으면 병원 진료를 보다 효율적으로 준비할 수 있다.

'3분 진료'가 관행이 되다시피 한 우리의 의료 현실 속에서 환자는 짧은 시간에 효과적으로 진료를 받을 수 있도록 준비가 필요하다. 병원에 갈 때는 의사에게 질문할 내용을 미리 메모해 가고, 상담한 내용을 기록할 필기도구도 준비하는 것이 좋다.

무엇보다 의사의 말에 주의를 기울이고 궁금한 것을 제대로 물어야 한다. 노인 환자나 의사의 설명을 제대로 이해하지 못하는 환자라면, 보호자나 가족이 함께 상담에 임해야 한다.

자신의 병과 상태를 제대로 전한다

의사는 문진, 즉 병력에 대해 묻는 것으로 진단을 시작한다. 이때 의사가 물어보는 사항은 환자의 주된 증상, 그 증상이 시작된 시기, 증상의 진행 과정, 다른 의료기관의 방문 여부 및 진료 의사의 소견과 치료 경과, 주된 증상 외에 환자가 불편을 느끼는 몸의 여러 증상들, 예전에 앓았던 병이나 현재 앓고 있는 병, 현재 복용 중인 약이나 건강 기능식품의 이름과 복용량, 알레르기 체질 여부, 평소 즐기는 기호품, 직업, 가족의 병력, 여성의 경우 월경력과 임신력 등이므로 답변할 사항을 미리 생각해 두는 것이 좋다.

특히 다른 병으로 현재 치료 중이거나 복용 중인 약물, 특정 약물에 대한 알레르기 경험, 그 외 특이한 병력에 대해서는 의사에게 정확히 알려 주어야 한다. 미리 병의 경과를 깔끔하게 기록한 후 의사에게 보여 주는 것도 짧은 진료시간을 효율적으로 활용하는 방법이다.

의사가 문진을 할 때는 가능한 한 간략하게 답변하는 것이 좋고, 질병과 큰 상관이 없어 보이는 물음에 대해서도 성심껏 답변하도록 한다. 환자가 이해를 하지 못할 뿐이지 질병과 관련이 있는 질문일 것이다. 이를테면 직업은 질병과 큰 관련이 없어 보이지만, 때로는 발병의 중요한 요인이 되기도 한다.

치료 과정을 이해할 수 있도록 구체적으로 묻는다

환자는 자신의 증상과 의사의 치료법을 제대로 이해한 후에 치료에 임해야 한다. 그러기 위해서는 자신의 병과 치료 과정에 대해 충분히 이해할 수 있도록 적극적으로 묻는 자세가 필요하다. 그래야만 열심히 치료에 임할 수 있고, 치료 효과도 높일 수 있다. 환자가 자신의 병과 그 치료 내역에 대해 알 권리는 의료법에도 명시되어 있다.

의사로부터 궁금한 내용을 제대로 듣기 위해서는 알고 싶은 내용을 명확하고 구체적으로 질문할 줄 알아야 한다. 예를 들어 '어느 정도 시간이 필요하다'고 한다면, '어느 정도는 며칠 정도를 말하는지?'라고 구체적으로 물어야 한다. '사람에 따라 부작용이 나타날 수도 있다'고 한다면 '어떤 사람에게 어떤 부작용이 나타나는지, 그 부작용이 나타날 가능성은 어느 정도인지?'를 실제적이고 세밀하게 묻는 것이 좋다.

의사의 말이 너무 빠르거나 생소한 의학 용어를 사용하면 천천히, 쉬운 용어로 설명해 달라고 정중히 부탁을 한다. 환자나 보호자는 검사 내용, 진단 결과, 치료 방침, 약의 필요성과 부작용, 수술의 필요성과 위험성, 치료 비용 등 의문이 생길 때마다 충분히 이해가 되도록 망설이지 말고 물어야 한다.

　아울러 발병 원인을 자세히 물어보고, 병을 부추기는 원인을 생활 속에서 없애는 노력을 해야 한다. 또한 치유를 앞당기기 위해 일상생활 속에서 어떤 노력을 해야 하는지 세세히 묻고 스스로 실천해야 할 것이다.

검사, 똑똑하고 실속 있게 받자

검사 동의서는 꼼꼼히 확인한다

병을 정확히 진단하기 위해서는 여러 가지 검사를 하게 된다. 일반적으로 혈액검사, 소변검사 등의 기본검사를 거쳐 컴퓨터 촬영, 초음파 등의 정밀검사를 하게 된다. 검사에 들어가기 전에 검사의 필요성과 위험성, 검사 비용과 보험 관계를 구체적으로 물어보자.

병원의 정밀검사 가운데는 동의서에 서명이 필요한 경우가 있다. 이것은 우리 몸에 어떤 위험을 줄 가능성이 있다는 말이기도 하다. 예를 들면 X선 촬영이나 CT 촬영에는 방사선이 사용되는데, 단기간에 여러 차례 방사선에 노출되면 암을 유발할 위험성이 있는 것으로 알려져 있다.

단기간에 다른 진료기관에서 같은 검사를 받는 경우라면 반드시 검사 사실을 알리도록 하자. 병원을 옮겨 진료를 할 때도 이전 병원에서 검사 결과와 방사선 촬영 사진을 받아 전해야 한다. 대부분 자체 병원에서 다시 검사를 요구하는 경우가 많지만, 그럴 때라도 이전의 검사 기록을 전하는 것이 효율적이다. 그리고 '방사선 피해를 최소한으로 줄여달라'는 부탁을 하는 것이 좋다. 환자가 사전에 많은 지식을 갖추었다는 사실을 담당 의사가 알게 되면 더욱 신중해질 것이다.

검사와 진단 결과를 제대로 이해한다

검사를 마친 후에는 병명과 진단 결과에 대해 설명을 듣게 된다. 이때는 자신이 어떤 병이고 현재 상태가 어떤지를 주의 깊게 듣고, 궁금한 점을 구체적으로 질문해서 제대로 이해해야 한다.

담당 의사는 병을 진단한 후에 앞으로 어떻게 치료할 것인지 설명하게 된다. 이때도 병의 진행 상황, 구체적인 치료 방법, 치료법의 효율성과 위험성, 치료 비용 등을 상세히 물어보자. 특히 완치가 가능한 치료법인지, 아니면 증상만 완화시키는 방법인지를 제대로 알 필요가 있다. 의사가 권하는 치료를 하지 않으면 어떻게 되는지도 물어보는 것이 좋다. 환자가 치료법에 대해 확실히 이해를 해야 스스로 더 많은 노력을 기울일 수 있다.

오진이 의심되면 다른 의사에게 재진단을 받는다

　검사 결과 오진이 의심되거나 주치의의 치료 방침에 신뢰가 가지 않으면, 다른 의사의 견해를 구하는 것이 좋다. 특히 중병이라는 진단을 받으면 적어도 2명 이상의 의사에게 진단을 받는 것이 현명하다. 어떤 병원에서 암 진단을 받은 환자가 다른 병원에서 암이 아니라는 판정을 받는 사례도 있다. 생각보다 오진율이 높은 편이므로, 난치병이라는 진단을 받으면 다른 병원에서 다시 진단을 받아 보는 것이 좋다.

　다른 의사에게 2차 소견을 받을 때는 이전 의사로부터 검사 자료를 요청하고 의사 소견서(진료 정보 제공서)를 받도록 하자. 정보를 정확히 전달할 수 있고, 검사 비용도 어느 정도 줄일 수 있다. 진료 기록(차트)을 복사해 달라고 요청할 수도 있다. 다른 병원에서 진단을 다시 받겠다는 말을 하는 것이 민망하다고 해서, 의심스러운 상황을 그대로 넘어가는 일은 없어야 한다. 까다로운 환자라고 취급받는 것을 두려워해서는 안 된다.

수술, 신중하게 결정하자

수술 사망률과 실패율을 점검한다

담당 의사로부터 수술을 해야 한다는 말을 들으면 신중하게 생각해야 한다. 생명이 위급한 상황이 아니라면, 의사로부터 수술 권유를 받고 바로 그 자리에서 결정할 필요가 없다. 자신의 질병과 받게 될 수술에 대해 자세하게 알아본 후, 환자 스스로 결정해야 한다. 우선 해당 수술에 대한 바른 정보를 얻기 위해 담당 의사에게 자세히 물어보지.

현재 자신의 질병이 생명이 위험한 정도인지, 수술을 받지 않으면 어떻게 되는지, 치유를 위해 반드시 필요한 수술인지, 수술 후 질병 상태는 어떻게 변하는지를 정확히 알아보자. 해당 수술의 사망률과 실패율, 수술이 성공하지 못하면 어떻게 되는지도 구체적으로 물어보고 판단해야 한다.

좀 더 안전한 치료법부터 시행한다

아무리 간단한 수술도 위험 부담이 있다. 따라서 수술을 하지 않고 좀 더 안전한 방법으로 치료할 수 있는 길은 없는지 알아보는 것이 좋다. 담당 의사에게 수술을 조금 연기하고 좀 더 안전한 치료법부터 받아보는 것이 어떤지도 물어보자. 다른 치료법으로 비슷한 효과를 볼 수 있다면, 굳이 수술의 위험성을 감수할 필요는 없을 것이다.

수술 합병증과 후유증도 고려한다

수술의 잠재적인 위험성과 후유증에 대해서도 자세히 알아본다. 병 자체보다 더 심각한 부작용을 유발하지 않는다는 보장이 있어야 한다. 수술 이후 직업이나 사회 활동에 지장이 없는지, 장기적인 부작용이 없는지를 구체적으로 알아보자.

의사가 수술의 부작용과 미래의 삶에 미칠 잠재적 영향에 대해 애매한 태도를 취한다면, 책이나 인터넷 등으로 같은 수술을 받은 사람의 경험을 통해 올바른 정보를 얻고 난 후 판단하는 것이 좋다.

담당 의사의 수술 경력을 확인한다

수술을 담당할 의사의 해당 수술 경력을 알아본다. 수술을 자주 하고, 경험이 많은 의사를 통해 수술을 받는 것이 보다 안전하다. 특히 복잡한 미세 수술일 경우, 풍부한 경험이 있는 의사에게 수술을 받는 것이 좋다. 담당 의사가 수술 경력과 수술 전반에 대해 성실한 답변을 꺼린다면, 성실하고 경험 많은 다른 의사를 찾는 것이 현명하다.

수술 절차와 비용을 점검한다

수술에 걸리는 시간과 회복에 걸리는 기간, 비용에 대해서도 자세히 알아본다. 수술비와 그에 수반되는 입원비, 검사비 등 전체 비용이 얼마나 드는지를 알아보고, 그 가운데 보험 적용이 되지 않는 부분이 어느 정도인지도 알아보자. 수술로 기대할 수 있는 효과가 극히 미미하다면, 굳이 큰 수술비를 지출할 필요가 있는지 판단해 보아야 한다.

수술이 결정되면 '수술 동의서(승낙서)'를 꼼꼼히 읽어 보고 서명하자. 서명 날인을 하기 전에 수술의 내용과 마취 방법 등 수술의 일괄적인 진행 상황이 제대로 적혀 있는지를 점검하는 것이 좋다. 수술을 받게 되면, 정확한 부위가 수술 대상으로 기록되어 있는지도 사전에 확인한다.

가급적 금요일 오후 수술은 피한다

금요일 오후에는 가능한 한 수술을 피하는 것이 현명하다. 금요일에 수술을 받은 후 의사들이 대개 자리를 비우는 주말에 응급 사태라도 발생하면, 신속하게 대처하기가 쉽지 않다. 담당 의료진으로부터 수술 후 치료의 연속성을 보장받기 위해서는 주초 아침 시간에 수술을 하는 것이 가장 좋다.

약, 부작용부터 점검하자

약의 효능과 부작용을 알아본다

병원에서 약을 처방받을 때는 그 약의 효능과 부작용을 정확히 물어본다. 자신이 이용할 약의 이름과 효능, 그리고 꼭 필요한 약인지, 병을 근본적으로 치료하는 약인지, 증상만 완화시키는 약인지, 약을 얼마동안 복용해야 하는지, 약으로 인해 어떤 부작용이 나타날 수 있는지, 약을 먹지 않고 생활 관리로 치유할 수는 없는지, 현재 복용 중인 다른 약과 함께 복용해도 되는지, 정확한 복용 방법과 이용 시 주의점 등을 상세히 물어보자.

약국에서 바로 구입하는 일반의약품의 경우도 약사를 통해 부작용 여부를 자세히 물어본 후 이용하자. 그리고 약을 복용하기 전에 라벨이나 사용설명서에 적힌 주의사항과 금기 등을 꼼꼼히 읽어, 그 약에 대한 정보를 미리 알아 두는 것이 좋다. 어떤 약이든 부작용의 위험성이 있으므로, 약의 효능과 부작용을 제대로 파악한 후 환자 스스로 이용 여부를 결정해야 한다.

증상 완화제는 가능한 한 피한다

응급상황이 아니라면 가능한 한 증상완화제는 피한다. 자신이 처방받은 약이 증상만 완화시키는 약이고, 그 약을 장기간 먹어야 한다면, 약에 의지하지 않고 치유할 좀 더 안전한 방법을 찾는 것이 현명하다. 어떤 약도 장기간 먹는 것은 위험하다. 약물의 장기 복용은 체내 약물 대사를 주관하는 간과 신장을 약화시키고 면역력을 저하시켜 더 큰 병을 부르게 된다.

병원에서 평생 약을 먹어야 한다는 처방이 나오면, 약보다 생활습관을 바로잡아 치유할 수 있는 길을 적극적으로 찾아보자. 오늘날 문제가 되는 대부분의 만성병은 잘못된 생활습관을 바로잡으면 나을 수 있는 생활습관병이므로 생활 교정을 하는 것이 보다 근본적인 치유법이다.

주사제는 먹는 약보다 위험하다

주사제는 먹는 약과 달리 혈액을 통해 작용 부위에 신속하게 도달하므로 빠르게 효과를 내지만, 독성 면에서는 간에서 해독 과정을 거치지 않기 때문에 부작용이 심각하게 나타날 수 있다. 염증이나 신경장애, 심할 경우 치명적인 쇼크가 오기도 한다. 주사를 맞은 후 급성 쇼크로 사망하는 경우도 있다. 또한 비용도 더 많이 들고, 오염된 주사기로 병원체가 전염될 위험성도 있다.

따라서 같은 효과를 내는 약이 있다면 굳이 부작용 위험성이 큰 주사제는 이용하지 않는 것이 좋다. 주사제는 대체할 수 있는 약품이 없거나, 응급 상황일 경우에 한해서 신중하게 사용해야 한다.

부작용이 알려지지 않은 신약은 신중히 선택한다

시판 허가를 받은 지 얼마 되지 않은 신약을 이용할 때는 약효와 부작용의 위험성을 더더욱 신중하게 고려해야 한다. 당장 약효가 있다고 해도 나중에 어떤 부작용이 나타날지 모른다. 주목을 받으며 등장한 첨단 신약이 뒤늦게 부작용 폐해가 알려져 시장에서 퇴출된 사례는 무수히 많다. 대부분의 신약은 기존의 약보다 비싸다는 것도 고려의 대상이다.

병원에서 신약을 처방받을 때는, 미리 의사에게 그 약이 기존의 약과 비교해 어떤 장단점이 있는지 구체적으로 물어보자. 생명이 위급한 상황이 아니라면, 부작용이 비교적 자세히 알려진 기존 약품을 이용하는 것이 현명하다.

단순한 약 처방을 부탁한다

여러 가지 약을 함께 먹는 것은 매우 위험하다. 체내에서 약물이 상호 작용하면 대부분의 경우 부작용의 위험 부담이 커지게 마련이다. 한 가지 약을 복용하는 것에 비해 두 가지 약을 함께 먹으면 부작용 발생률이 2배, 3배로 커질 수 있다. 따라서 병원에서 약을 처방받을 때는 가능한 한 불필요한 약은 배제하고 처방을 단순화해 줄 것을 부탁하자.

병원에서 약물 치료를 하고 있는 만성질환자가 약국에서 일반의약품인 감기약이나 진통제를 임의로 구입해 이용하는 것도 위험하다. 여러 약을 함께 먹을 경우, 자칫 간이나 신장 기능이 떨어질 수 있으며, 급성 쇼크를 일으키기도 한다.

여러 가지 질병으로 부득이 많은 약을 먹어야 하는 상황이라면, 먼저 증상이 심한 병부터 치료를 해서 많은 약을 한꺼번에 먹는 것은 피하자. 꼭 여러 약을 복용해야 하는 경우라면, 충분히 시간 간격을 두고 이용하는 것이 좋다. 의약품이 워낙 많아서 약물의 상호 작용으로 인한 부작용을 모두 파악하기가 현실적으로 불가능하므로, 가능한 한 여러 약을 함께 먹지 않는 것이 현명하다.

의료진과 유대감을 형성하자

의사와 상호 신뢰관계를 형성한다

자신의 질병을 치료할 병원과 의사를 선택할 때는 최대한 까다롭고 신중하게 고르고, 병원과 의사를 정한 후에는 최대한 믿도록 노력해야 한다. 환자와 보호자가 담당 의사와 좋은 관계를 맺도록 힘쓰고, 환자의 권리를 주장하되 최대한 예의를 갖추어 신뢰하는 마음을 보여야 한다. 자신에게 불신의 벽을 쌓고 있는 환자에게 열성을 쏟을 의사는 드물다. 담당 의사를 신뢰하지 못하면 환자와 의사가 함께해야 할 치료 작업이 제대로 이루어질 수 없고, 결국 치유가 늦어지게 된다.

의료진에게 감사의 마음을 표현한다

　의료진의 노력에 감사의 말을 전하는 일에 주저하지 말자. 의사나 간호사도 사람이다. 감사와 칭찬의 말에 기분이 좋아지지 않을 사람은 없다. 의사에게 많은 질문을 하고 난 후에도, 설명에 대한 감사 인사를 적극적으로 건넨다면 '깐깐한 환자'라기보다는 '적극적인 환자'라고 생각할 것이다. 환자가 그만큼 열정을 보이는 것이므로 더 신경을 쓰게 될 것이다. 적극적인 인사성은 어떤 상황에서도 그 사람을 더욱 주목하게 만들고, 보다 좋은 관계를 맺는 데 도움이 된다.

치료의 주체로 당당히 서자

병원에서도 치료의 주체는 환자다

치료의 주체이기를 포기한 환자는, 병원에서 의사가 결정을 내리면 그 지시에 따르기만 하면 된다고 여긴다. 이것은 자신의 건강을 남에게 떠넘기는 무책임하고 위험한 행동이다. 어떤 상황에서도 치료의 주체는 바로 환자 자신이다. 의사는 병을 진단하고 치료법에 대해 조언과 도움을 주는 사람일 뿐이다. 언제나 최종 선택이 몫은 환자이이아 한다.

따라서 환자는 자신의 병에 대해 알아보고 이해하는 적극성이 필요하다. 적극적인 환자는 의료진도 더욱 신경을 쓸 것이고, 그 적극성이 질병 치유에 절대적인 힘으로 작용할 것이다.

치료의 긍정적 · 부정적 결과를 고려한다

완벽한 치료는 없다. 치료로 인한 부작용을 최소화하면서 몸에 더 유익한 결과를 얻는 것이 의료 행위이다. 따라서 치료 과정에서 몸에 일정 한도 이상의 부담은 주지 않는다는 기본 원칙이 필요하다. 지나치게 공격적이고 성급한 치료로 인체 면역력을 완전히 무력화시키지 말아야 한다는 것이다. 환자와 가족이 병에 대해 제대로 이해하고 예측할 수 있는 긍정적, 부정적인 상황을 모두 고려한 후 치료를 받아야 한다.

치료에 들어간 후에는 자신의 몸 상태를 세세하게 살피는 철저한 자기 관리가 필요하다. 이를테면 약을 복용한 후 새로운 증상이 나타나면, 그것이 약으로 인한 반응인지, 질병 자체의 증상인지를 확인한 후에 계속 복용할지를 판단한다. 현명하고 적극적인 환자만이 치료의 부작용을 줄이고, 효과는 높일 수 있다.

병원 치료는 어디까지나 보조적인 것이다

오늘날 병원이라는 한정된 공간에서 의학의 힘으로 온전히 해결할 수 있는 질병은 드물다. 거의 대부분의 질병이 환자의 적극적인 생활 노력이 있어야만 근본적인 치료가 가능하다. 병원 치료는 어디까지나 보조적인 것이다. 따라서 생활 관리법에 대해 담당 의사에게 적극적으로 물어야 하고, 스스로 공부해야 하며, 또한 생활 속에서 실천해야 한다.

병원에서 '불치'라는 선고를 받는다고 해도 크게 위축될 필요는 없다. 그저 현대의학의 한계라고 단순하게 받아들이면 된다. 병원 치료가 '보조 치료'이고, 생활 치료가 '본 치료'라면 치유할 수 있는 가능성은 얼마든지 있다. 자신의 의지와 노력으로 병을 이겨 낼 수 있다는 확신만 갖는다면, 결국 치유의 길을 찾게 될 것이다.

4

생활의학의
무한한 힘

병원에 기대지 않는
탈의학화

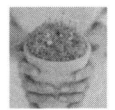오늘날 현대의학은 기술 만능주의, 과잉 치료, 고비용 저효율 구조 등 분명한 한계를 드러내고 있다. 뿐만 아니라 공격적이고 근시안적인 치료를 통해 오히려 병을 키우거나 만들어 온 것도 부인할 수 없는 사실이다.

이 위험한 의학의 또 하나의 횡포는 사람들을 병원에만 의지하게 만들었다는 것이다. 현대의학은 의료 소비자가 자기 질병에 대해 방관하고, 건강에 대해 주체성을 상실하도록 유도해 왔다. '아프면 병원에 가서 약을 먹고 수술을 해야 치료할 수 있다'는 고정관념을 사람들의 잠재의식 속에 심은 것이다.

그 결과 우리가 생활 속에서 키워야 할 건강에 대한 관리 능력은 사라지고, 오직 병원과 의사에게 전폭적으로 기대려는 의존성만 커져 왔다.

현대의학을 맹신하게 만들었고, 의학적 조치만이 건강을 회복하는 '유일한' 길이라는 그릇된 편견을 심어 놓은 것이다.

이제 현대의학의 그늘에서 벗어나야 한다. 더 이상 병원이나 의사가 내 몸의 주인 행세를 하지 않도록 해야 한다. 의료 소비자가 바른 건강관과 질병관을 갖고, 현대의학에 대한 맹신에서 벗어나 스스로 건강을 지키는 주체로 당당히 서야 할 것이다.

자신의 건강은 자신이 가장 잘 돌볼 수 있다. 아침형 인간이 있는가 하면 저녁형 인간이 있고, 추위를 많이 타는 사람이 있는가 하면 더위를 많이 타는 사람도 있다. 또 활동적인 운동이 맞는 사람이 있는가 하면 비교적 정적인 운동이 맞는 사람도 있다. 자신이 어떤 유형의 인간이고, 어떻게 건강관리를 해야 좋은지를 가장 잘 아는 사람은 바로 자신이다.

따라서 스스로 건강한 몸을 유지하기 위한 균형 감각을 키워야 하고, 질병에 걸리지 않기 위해서 일상생활 속에서 끊임없는 노력을 기울여야 한다. 보다 건강한 삶을 위해서 의료 소비자 스스로 건강을 지키는 적극적인 주체가 되어야 한다.

질병을 치유할 때도 병원의 지시에 전적으로 의지하는 수동적인 환자가 아니라, 적극적이고 똑똑한 의료 소비자가 되어야 한다. 자신의 건강과 생명을 지키는 것은 바로 자신이고, 의사는 단지 도와주는 역할을 할 뿐이다. 환자 스스로가 치료의 중심에 서서 '내 병은 내가 고친다'는 적극적인 의지를 가질 때, 건강을 지키고 치유를 앞당길 수 있다.

질병은 분명 우리에게 고통을 준다. 그러나 병을 너무 부정적으로만 보지 말고, 잘못된 생활에 대한 인체의 경고라고 받아들이는 자세가 필요하다. 질병을 마냥 불행하고 부당한 것으로 보는 태도는 치유에 걸림돌만 될 뿐이다. 질병을 변화를 부르는 강력한 자극이라고 여기고, 자신에게 왜 이런 병이 생겼는지 점검하면서 생활을 근본적으로 변화시켜야 한다.

긍정적으로 해석하면, 질병이란 자신의 삶의 질을 더 높은 차원으로 발전시켜 주는 계기라고도 할 수 있다. 그래서 난치병을 이겨 낸 사람들은 한결같이 '병을 통해 자신의 잘못된 생활을 돌아보고 변화시켜 더욱 건강한 삶을 살 수 있게 되었다'고 하는 것이다. 병을 새롭게 인식하는 긍정적인 시각이 필요하다.

현대의학과 병원에만 의존해 온 우리가 건강에 대한 주체성을 회복할 때, 우리 사회는 좀 더 건강해질 수 있을 것이다.

생활치료의 참된 가치

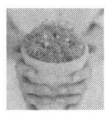사람들은 대개 병에 걸리면 어느 날 갑자기 발병한 것이라고 생각한다. 그러나 대부분의 질병은 자신의 생활 속에서 조금씩 자라 온 것이다. 스스로 깨닫지 못할 뿐이지 자신의 나쁜 생활습관이 쌓여 병으로 나타나게 된다.

특히 오늘날 문제가 되고 있는 대부분의 만성병은 생활습관병의 대표적인 예이다. 심장병, 뇌졸중, 당뇨병, 고혈압, 아토피, 암 등의 공통점은 모두 해로운 생활양식에서 비롯된 것이다. 따라서 질병을 유발하는 나쁜 생활습관을 바꾸어야 병을 근본적으로 치유할 수 있다. 그리고 평소 올바른 생활습관을 갖는 것이 병의 고통으로부터 벗어나는 가장 현명한 길이다. 세계적인 면역학자이자 일본 니가타 대학 의치학 종합연구과 교수인 아보 도오루는 생활치료의 중요성을 이렇게 말한다.

"생활을 개선하지 않고, 단지 수술만으로 암이 나았다는 소식을 접하면 조금 걱정스러울 때도 있다. 발병 원인이 사라지지 않았기 때문이다. 이런 경우 어쩌면 1~2년 뒤 재발할지도 모른다. 최근에 조기 발견과 조기 치료가 활발하게 이루어지고 있지만, 암으로 인한 사망률은 상승하고 있다. 원인을 제거하지 않은 암 치료는 의미가 없다."[1] 병을 부추기는 잘못된 생활습관을 바로잡지 않는 한 근본적인 치유를 기대할 수 없다는 말이다.

생활습관이 중요하다는 것은 결코 새로운 이야기가 아니다. 지금까지 계속 강조되어 온 건강 상식이다. 그럼에도 사람들은 그 중요성을 제대로 깨닫지 못한다. 불규칙하게 생활하고, 인스턴트식품으로 적당히 끼니를 때우며, 성공에 집착하면서 과로하고, 편안함만을 좇아 반자연적인 생활을 한다. 그러다 건강에 문제가 생기면 병원에서 쉽게 해결하려고 한다. 대부분의 사람들이 자신의 생활을 되돌아보려는 노력은 뒷전으로 미루고, 현대의학에만 의존하려는 경향이 있다.

병원이나 의학에 지나치게 의존하는 경향이 오히려 더 큰 불행을 낳고 있다. 나쁜 생활습관을 바로잡아야 낫는 생활습관병을 약으로 잠시 억누르려 하거나, 병원에서만 해결하려는 안일한 자세가 의원병을 만들고 있는 것이다.

혈관에 지방이 쌓여 막히는 동맥경화증을 예로 들어보자. 많은 사람들이 약이나 병원만 믿고 육류나 기름진 음식을 마음껏 먹는다. 현재 혈중 콜레스테롤을 감소시키는 약, 관상동맥 우회 수술, 혈관 성형 수술 등이 시행되고 있지만, 무사히 수술을 마친다고 해도 이것은 겨우 몇 년 정도 유지되는 일시적인 방법이다. 병을 부르는 생활습관을 바꾸지 않는 한 어떤 탁월한 의학도 병을 완치시킬 수는 없다.

그러나 잘못된 생활습관을 고친다면, 부작용의 위험도 없고 그 효과도 영구적이다. 첨단 의학적 처방보다 생활습관의 변화가 더 막강한 효과를 발휘한다. 앞으로 의학이 아무리 발달한다고 해도, 병의 원인인 나쁜 생활습관을 고치는 것보다 효과적이고 안전하지는 않을 것이다.

오늘날 우리를 괴롭히는 질병이 대부분 생활 속에서 싹튼 것이라면, 생활습관을 바꾸면 다시 건강해질 수 있다는 말이기도 하다. 따라서 질병을 마냥 불행한 것으로 받아들이지 말고 생활습관을 바꾸라는 인체의 경고로 받아들이자.

의사나 약을 찾기 전에 먼저 스스로 자신의 생활 전반을 점검해 보고, 현재 병원에 다니고 있더라도 생활 관리를 병행해 나가야 한다. 나쁜 생활습관 속에서 조금씩 자라는 병을 쉽고 빠르게 해결하려는 생각을 버리고, 병을 일으키는 잘못된 습관을 하나씩 바로잡아 나가자. 그것이 병을 치유하는 근본적인 길이다.

건강에는 왕도가 없다. 쉽고 빠르게 약간의 노력으로 영구적인 건강을 보장받을 수 있는 길은 그 어디에도 없다. 자신의 생활 속에서 평생 관리하고 노력하는 사람에게 주어지는 것이 바로 건강이다.

건강한 생활을 실천하기 위해서는 스스로 끊임없이 노력해야 한다. 자꾸 손이 가는 음식 앞에서, 지나친 욕심이 만든 스트레스 속에서, 성공만 바라며 매달리는 무리한 생활 속에서, 그 어떤 것도 자신의 건강과 맞바꿀 만큼 가치가 있는 것은 없다는 사실을 스스로 깨달아야 한다. 병을 부추기는 해로운 생활습관을 바로잡는 것만이 건강을 지키는 유일한 길이다. 그 사실을 염두에 두고 실천 의지를 북돋워야 한다.

스스로 가정 의사가 되어 섭생을 비롯한 생활패턴을 건강하게 바꾸고, 일상생활이 모두 치료의 과정이라고 여기고 꾸준히 실천할 때, 질병의 고통에서 보다 빨리, 그리고 완전하게 벗어날 수 있을 것이다.

---

1) 아보 도오루, 『면역처방 101』, 136쪽, 전나무숲

진정한 치유의 열쇠, 면역력

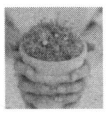
우리는 누구나 스스로를 보호하고 병을 치료하는 면역력을 선천적으로 갖고 있다. 자연치유력, 저항력, 항상성, 회복력, 생명력 등으로 불리기도 하는 면역력은, 인류가 그 생명력을 이어온 이래 오랜 세월동안 터득한 생존의 기술이자 스스로를 지키는 방어 시스템이다.

따로 치료를 하지 않아도 감기가 낫고 상처가 아무는 것은, 모두 인체에 면역력이 있기 때문이다. 스스로를 치유하는 경이로운 능력인 면역력은 생물체가 가진 가장 뛰어난 특성 중 하나이다.

현대의학의 아버지라 불리는 히포크라테스는 "진정한 의사는 내 몸 안에 있다. 몸 안의 의사가 고치지 못하는 병은 어떤 명의도 고칠 수 없다.", "질병이란 복원력, 즉 자연의 치유력이 작용하고 있는 과정이다.", "의술이란 자연 치유 기술을 흉내 내는 기술이다."라는 말을 남기며 자연치유력, 즉 면역력을 강조했다. 현대의학의 뿌리인 히포크라테스 의학은 자연 치유 작용을 강화하기 위해서는 생활방식과 마음가짐이 중요하며, 자연과 조화를 이루는 삶을 살아야 한다고 강조했다.

병원균을 발견해 멸균 치료의 물꼬를 연 파스퇴르(Louis Pasteur) 역시 만년에 '사람의 몸에는 수많은 세균이 있지만, 건강할 때는 인체가 스스로 물리칠 수 있고, 허약할 때만 피해를 준다'는 사실을 강조했다. 그래서 "훌륭한 치료라는 것은 저항력이 발휘될 수 있도록 회복시켜 주는 것이며, 면역 기능을 강화하면 모든 전염성 질병을 다스릴 수 있다"는 말을 남겼다.

같은 음식을 먹어도 식중독에 걸리는 사람이 있고, 멀쩡한 사람이 있다. 같은 환경 속에서 살아도 감기에 걸리는 사람이 있고, 건강한 사람이 있다. 사람에게 내재된 면역력이 다르기 때문이다. 이 말은 질병을 집중적으로 연구해 의학적 해결책을 찾는 것만큼 인체의 면역력을 강화하는 것이 중요하다는 사실을 말해 준다.

인체에 치명적인 발암물질과 중증급성호흡기증후군(SARS), 조류인플루엔자(AI) 등 인류를 위협하는 새로운 질병으로부터 우리를 지키는 진정한 키워드는 면역력의 강화이다.

내 몸 안의 의사인 자연치유력, 즉 면역력을 강화하기 위해서는 평소 생활 자세가 중요하다. 규칙적인 생활, 바른 의식주, 자연 친화적인 생활, 적절한 수면과 휴식, 적당한 운동, 긍정적인 마음, 적정한 체중, 규칙적인 배변, 충분한 산소 공급과 햇빛, 바른 자세, 건전한 성생활, 금연, 적절한 음주 등 건전하고 올바른 생활 자세가 필요하다. 첨단 의학적 관리가 아니라, 우리가 흔히 알고 있는 지극히 상식적인 건강법을 실천하는 것이 면역력을 강화하는 지름길이다.

일상생활 속에서 절제된 생활과 정신적인 만족, 자연의 순리를 따르는 삶이 면역력을 배가시키는 핵심 키워드이다. 특히 생활 전반에서 절제하는 자세는 치유의 힘을 기르는 데 가장 밑거름이 된다. 이를테면 과식을 하거나, 과로를 하거나, 과욕을 부리면 치유력이 약화된다. 또한 화를 내거나 흥분하는 등 지나치게 감정에 휩쓸리는 것도 병을 부른다. 생활 전반에서 중용의 자세를 갖는 것이 중요하다.

규칙적인 생활 역시 면역력을 기르는 필수적인 요소이다. 불규칙한 생활은 생체리듬을 깨뜨리고, 신진대사를 방해해 치유력을 저하시킨다. 질병을 예방하고 면역력을 강화하기 위해서는 적절한 식사, 수면, 운동, 휴식 등 규칙적인 생활 관리가 필요하다.

의학적인 치료를 할 때도 면역력을 훼손시키는 치료법은 결코 진정한 효과를 기대할 수 없다. 면역력을 강화해 병을 물리치는 것이야말로 가장 이상적인 치료이다. 현대의학의 지나치게 공격적인 수술요법이나 약물요법은 면역력을 약화시키는 요인이다. 문명이 발달하고 현대의학이 발전할수록 인간의 면역력이 저하되어 온 것은 명백한 사실이다.

병을 치유하고 건강하게 만드는 주체는 우리 몸이 가진 면역력이다. 감기부터 암까지 모든 병의 최고의 치료법은 자연 치유 작용을 최대로 발휘하는 것이다. 모든 치료법은 인체의 면역력을 보조하는 작용에 지나지 않는다. '의학적인 치료가 필요 없다'는 말이 아니라 '주객을 바꾸지 말자'는 것이다.

면역력을 높이는
생활 처방 14수칙

1. 바른 식생활

바른 식생활은 면역력 강화에 필수 요소이다. 음식은 인체의 생명 유지 활동에 필요한 에너지 공급원이다. 면역 기능 역시 에너지원이 있어야 그 역할을 다할 수 있다. 따라서 우리 몸이 필요로 하는 6대 영양소, 즉 탄수화물, 단백질, 지방, 비타민, 미네랄, 섬유질을 고루 먹는 것이 중요하다.

필수 영양소를 두루 섭취하기 위해서는 우리 땅에서 난 제철 자연식품을 골고루 먹는 것이 가장 좋다. 단, 음식물의 소화 과정에서 유해 독소가 많이 발생하는 육류나 지방류의 섭취는 줄이고 야채, 과일, 잡곡류를 충분히 먹도록 식단을 짜는 것이 바람직하다. 특히 현대인은 지방과 탄수화물은 지나치게 섭취하고 비타민, 미네랄, 섬유질은 부족한 경우가 많으므로 채식 중심의 식사를 하는 것이 좋다.

환경 공해, 약품 공해, 식품 공해가 심각한 오늘날에는 안전한 식품을 고르는 지혜도 필요하다. 농약을 사용해 생산한 농산물, 대량 밀집 사육해 항생제로 키운 육류나 양식 어류, 수입식품, 유전자 조작 식품, 유전자 조작 식품을 원료로 만든 가공식품, 화학조미료, 방부제와 유해 첨가물이 든 가공식품 등은 피하고 안전하게 생산된 자연식품을 이용하자. 자연식품은 단순하게 조리해서 바로 먹는 것이 식품의 영양소와 생명력의 소실을 줄이는 길이다.

음식을 적게 먹고 오래 씹는 것도 중요하다. 과식은 소화기관에 부담을 주고, 소화기관에 정체된 음식물이 부패하면서 몸의 각 기관에 악영향을 준다. 또한 소화흡수율이 떨어져 혈액을 오염시키고, 질병을 부추기는 활성산소를 대량 발생시킨다. 소식은 건강을 위해 반드시 지켜야 하는 식습관이다. 음식물을 오래 씹어 천천히 먹으면 과식을 막을 수 있고, 침 속에 들어 있는 유익한 효소의 작용으로 발암물질이나 병원균을 무력화시키기도 한다.

생수를 자주 마시는 것도 신진대사를 원활히 하고 노폐물 배출을 촉진해 면역력 강화에 도움이 된다. 성인의 경우 하루 2리터의 물을 식사 전후 시간을 피해 조금씩 자주 천천히 마시는 것이 좋다.

안전한 자연식품을 골고루 과식하지 않고 먹는 것이 건강한 식생활의 으뜸 수칙이다.

2. 바른 주생활

환경 공해가 심각한 오늘날 면역계를 지키기 위해서는 생활 속 유해 물질을 우리 스스로 밀어내는 노력을 해야 한다. 쾌적해 보이는 현대 주택은 실은 온갖 유해 화학물질의 집합소이다. 건축자재와 가구, 생활용품은 인체에 유해한 각종 화학물질을 내뿜고 있다.

석유 부산물과 인공적으로 합성해 만든 합성 화학물질은 면역계를 교란시키고 암, 아토피, 불임, 태아 사산 등을 일으키기도 한다. 가장 대표적인 것이 환경호르몬이다. 환경호르몬은 환경을 오염시키는 화학물질이 정상적인 호르몬의 작용을 방해해 인체를 교란시키는 물질로 플라스틱, 합성세제, 식품, 건축자재 등에서 검출되고 있다. 환경호르몬은 남성의 정자 수 감소뿐 아니라 면역계, 신경계 등 우리 몸 전반에 악영향을 준다.

유해 화학물질을 줄이기 위해서는 우선 합성 화학물질의 사용을 자제하는 것이 최선이다. 플라스틱, 합성세제, 방향제, 살충제, 화장품 등의 경우 쓰지 않아도 큰 지장이 없는 것이라면 가능하면 사용하지 말고, 꼭 필요한 것이라면 보다 안전한 천연 제품을 이용하는 것이 좋다.

화학물질의 피해를 최소화하기 위해서는 환기도 철저히 해야 한다. 매일 아침저녁으로 온 집안의 문을 활짝 열어 환기를 시키고, 실내 공기를 오염시키는 휘발성 공해물질이 밖으로 나가도록 늘 신경을 쓰는 것이 좋다. 특히 새 집은 보다 철저하게 환기를 해야 한다. 현대식 생산 공법으로 만든 새 제품은 대부분 유해 화학물질을 발산하고 휘발성이므로 생산 직후에 유해물질 방출량이 가장 높다.

건강을 생각한다면 천연 자재로 지어 공기 소통이 원활한 전통 한옥이 가장 이상적인 주거 형태일 것이다. 그러나 현실적인 여건상 이것은 어려운 일이다. 차선책으로 가능한 한 재활용을 하고, 소비를 줄이는 것이 유해 화학물질의 피해를 줄이는 길이다.

합성 화학물질의 사용을 줄이고, 환기를 철저히 하는 것이 건강한 주생활의 으뜸 수칙이다.

3. 바른 의생활

우리 몸에서 피부는 호흡 작용과 노폐물의 배설 작용, 흡수 작용, 체온조절 작용 등 중요한 기능을 한다. 따라서 피부가 제 기능을 다하도록 바른 의생활을 하는 것이 면역계를 지키는 길이다.

우선 피부에 직접 닿는 의복의 선택이 중요하다. 합성섬유로 만든 옷은 유해 화학물질을 내뿜고, 통풍과 흡수가 제대로 되지 않으며, 피부 마찰로 인한 정전기가 발생해 인체에 해롭다. 합성섬유 대신 천연섬유, 특히 순면으로 만든 옷이 좋다. 순면 제품은 피부로 배출된 땀과 노폐물을 흡수해 준다.

의복뿐 아니라 침구, 커튼 등 집안의 모든 섬유 제품은 천연 소재를 이용하는 것이 유해 화학물질로부터 면역계를 지키는 길이다. 천연섬유 제품이라고 해도 새 옷이나 새 침구는 반드시 세탁을 한 후 이용해야 한다.

옷을 세탁할 때는 합성세제나 세탁 보조제는 사용하지 않는 것이 좋다. 합성세제의 찌꺼기가 옷에 남아 있으면 체내로 유입되어 인체 면역력을 떨어뜨릴 수 있다. 빨래는 세탁비누나 가루비누 등 천연 성분 세제를 사용하고, 천연 비누로 빨래를 하는 경우라도 잔류 성분이 남지 않도록 꼼꼼히 헹구어야 한다. 세탁한 옷은 햇볕이 들고 바람이 잘 통하는 바깥에서 말리는 것이 좋다. 진드기의 온상이 될 수 있는 침구도 자주 세탁하고, 털어 주며, 또 햇볕에 말리는 것이 좋다.

옷을 입을 때는 꽉 조이거나 너무 두껍게 입지 않는 것이 좋다. 지나치게 두껍거나 조이는 옷은 피부 호흡을 방해해 피부 기능을 떨어뜨리므로 옷은 가능한 한 얇고 헐렁하게 입자. 피부로 산소를 충분히 공급하는 풍욕이 질병 치유법으로 주목을 받는 것도 피부 호흡의 중요성을 말해 주는 것이다.

피부가 제대로 숨을 쉴 수 있도록 하는 것이 건강한 의생활의 으뜸 수칙이다.

4. 충분한 수면

면역 기능을 강화하기 위해서는 충분히 잠을 자야 한다. 잠자는 동안 우리 몸은 유해물질을 해독하고, 세포를 재생하며, 성장 호르몬을 분비한다. 생명 활동에 꼭 필요한 야간의 인체 대사는 충분히 수면을 취할 때 원활하게 이루어진다. 수면시간이 충분하지 않거나, 숙면을 취하지 못하거나, 야근이 잦거나, 밤에 일하는 직업을 가진 사람은 면역력이 저하된다. 실제로 야근을 한 후 면역계의 중심인 백혈구 수치를 측정한 결과, 현저하게 저하되었다는 보고도 있다. 면역 기능을 강화하기 위해서는 충분한 수면시간이 필요하다.

적정 수면시간은 사람에 따라 차이가 있는데, 하루 8시간 전후가 적당하다고 알려져 있다. 적정 수면시간을 정해 충분히 잠을 자고, 규칙적인 시간에 잠자리에 들도록 하자. 우리의 뇌는 규칙적인 것을 좋아하기 때문에 수면시간을 일정하게 정해 놓는 것이 숙면을 취하는 데 도움이 된다.

숙면을 취하기 위해서는 주변 환경도 중요하다. 먼저 침실을 잘 환기시킨다. 바닥은 좀 딱딱한 편이 좋다. 등을 대고 누우면 척추를 반듯하게 받쳐 주면서 균형을 잡아 준다. 너무 푹신한 침대나 두꺼운 요를 사용하면 척추가 묻혀 내려앉기 때문에 부담을 줄 수 있다. 낮에 적당한 운동을 하고, 저녁 식사는 간단히 먹는다. 명상 등으로 몸의 긴장을 풀어 주면 숙면을 취하는 데 도움이 된다.

5. 적당한 운동

자신에게 맞는 운동을 꾸준히 하는 것도 면역력 강화의 필수 요소이다. 일반적으로 운동은 혈액순환을 촉진하고, 혈액을 깨끗이 하며, 온몸의 세포 활동을 강화한다. 또한 심장을 튼튼하게 해 주며, 근육과 뼈를 단련한다.

그리고 산소 섭취량을 늘려 각 장부의 대사 활동을 활발히 하고, 엔도르핀 같은 호르몬의 분비를 증가시켜 스트레스를 해소시키며, 땀이나 호흡 등을 통해 노폐물과 유해물질을 배출하는 해독 기능도 있다. 우리 몸의 전반적인 기능을 모두 높여 주는 것이 바로 운동이다.

운동을 할 때는 자신에게 맞는 종목을 선택해 즐겁게 하는 것이 좋다. 심리적 부담감을 갖고 억지로 하는 것과 즐거운 마음으로 하는 것은 효과 면에서 다를 것이다. 자신의 관심 영역과 취향을 고려해, 즐기면서 할 수 있는 종목을 찾아 적당한 선에서 하는 것이 좋다.

또한 자신의 연령과 체력에 맞게 조금씩 단계적으로 해야 한다. 무리한 운동은 질병을 유발하는 활성산소를 다량 발생시켜 오히려 부작용을 낳기도 한다. 특히 운동을 처음 하는 경우에는 가벼운 운동부터 서서히 해서, 단계적으로 운동의 강도를 높여야 한다. 운동은 꾸준히 실천해야 효과를 볼 수 있다. 보통 1주일에 3~5회, 1회 30분~1시간 정도의 운동을 지속적으로 하는 것이 이상적이다.

운동을 너무 거창하게 생각해서 꼭 수영장이나 헬스장과 같은 곳에서 해야 한다는 편견은 버리자. 매일 부지런히 움직이는 것도 좋은 운동이 될 수 있다. 계단 오르기, 가까운 거리 걷기 등 운동을 생활의 일부분으로 만들어 습관화하는 것도 좋다. 적극적으로 몸을 움직이는 생활습관이 곧 면역력을 높이는 길이다.

6. 원활한 배설

면역력을 강화하기 위해서는 '쾌식'만큼이나 '쾌변'이 중요하다. 배설 작용이 원활하지 못하면 체내 독소가 만들어진다. 숙변으로 인해 체내 독소와 유해 가스가 생기면 장내 유익한 세균을 죽이고, 혈액을 오염시키며, 혈액순환을 방해한다. 또한 각 장부의 기능을 저하시켜 면역력을 떨어뜨린다. 그래서 니시의학에서는 숙변의 독소를 만병의 근원으로 보고 있다. 따라서 정상적인 배설이 이루어지도록 적극적인 노력이 필요하다.

건강한 사람은 보통 하루에 1~3회 정도 변을 본다. 변이 황갈색으로 적당히 굳고 굵으며, 냄새도 적다. 그러나 변비가 있으면 장내에 대변이 비정상적으로 오래 머물기 때문에 변이 굳거나 건조하고, 배변의 횟수와 양이 감소해 불쾌감과 생리적 장애를 수반한다. 일반적으로 변비는 섬유소가 적은 식사, 수분 섭취량의 부족, 스트레스나 정신적인 긴장, 불규칙한 배변 습관 등이 원인이 되어 나타난다.

쾌변 습관을 갖기 위해서는 규칙적인 생활을 하면서 가능한 한 정해진 시간에 배변을 하는 것이 좋다. 매일 아침 화장실에 가서 배변을 시도하는 습관을 들이자. 변의가 느껴지면 참지 말고 바로 화장실에 가는 것도 중요하다. 또한 해조류, 야채, 과일, 잡곡 등 섬유질이 풍부한 음식을 충분히 섭취하고, 물을 자주 마시는 것이 좋다. 항상 배를 따뜻하게 하고, 긍정적인 생각을 하도록 하자.

대장이 활발히 움직이도록 운동을 하는 것도 도움이 된다. 윗몸일으키기처럼 복근 강화 운동이나, 걷기처럼 전신 운동을 꾸준히 하면 대장 운동을 촉진한다. 니시의학에서 강조하는 붕어운동을 꾸준히 실천하는 것도 쾌변을 유도하는 데 효과적이다.

7. 적절한 휴식

현대인의 면역력 저하를 부추기는 요인 가운데 하나가 심신의 과로이다. 몸과 마음을 지나치게 혹사시키면 면역력이 떨어질 수밖에 없다. 쉬지 않고 무리하게 일을 계속하다 보면 몸의 균형이 깨지고 면역 기능이 저하된다.

열심히 일을 해서 몸과 마음에 피로가 쌓이면 휴식을 취해야 한다. 다소 무리하게 일을 하더라도 적절히 휴식을 취하면 심신의 면역 기능은 회복된다. 적당히 쉬면서 일한 사람이, 쉬지 않고 일만 한 사람보다 더 큰 성과를 낸다는 휴식의 기술, 즉 '휴(休)테크'가 현대 사회에서 강조되고 있는 것도 일 중독자나 무리하게 일을 하는 사람들이 많기 때문일 것이다. 휴테크가 단지 일의 능률에 그치는 것이 아니라, 우리의 건강에도 큰 영향을 준다는 점을 염두에 두자.

지나친 정신 활동 역시 피로를 낳고 몸의 긴장을 지속시켜 순환 부진과 면역력 저하를 부른다. 우리 몸의 긴장과 이완의 리듬이 깨지면 면역력에 문제가 생긴다. 따라서 면역 기능을 강화하기 위해서는 복잡한 머리를 비울 필요가 있다. 긴장을 풀어 주는 명상 등을 통해 심신을 이완시키는 시간을 갖도록 하자.

우리 몸은 뇌를 통해 현재 몸이 진정 원하는 바를 전달한다. 이를테면 잠이 오거나 일의 능률이 현저히 떨어진다는 것은 몸이 쉬어야 한다는 신호를 보내는 것이다. 이때 무리하게 일을 하거나 밀려오는 잠과 싸운다면 면역 기능은 저하된다. 일상에서 쌓인 심신의 피로를 풀고 면역 기능이 제 기능을 할 수 있도록 적절한 휴식은 반드시 필요하다.

8. 바른 호흡

인간은 산소 없이는 한시도 살 수 없는 존재이다. 산소는 음식물을 산화시켜 에너지를 만드는 작용을 한다. 우리가 먹은 음식물은 체내에서 산화 과정을 거쳐 탄산가스와 물이 되면서 에너지를 생성한다. 이때 산소가 부족하면 아무리 먹어도 산화 반응이 이루어지지 않으므로 생명 활동에 필요한 에너지를 얻을 수 없다. 뿐만 아니라 에너지가 되지 못한 음식물, 즉 불완전 연소물은 노폐물로 체내에 축적되고, 유해한 탄산가스도 제대로 배출되지 않아 혈액 오염, 장기 기능 저하, 신경과 근육 마비 등을 일으킨다. 따라서 산소 공급이 원활하도록 바른 호흡을 하는 것은 매우 중요하다.

면역력을 강화하기 위해서는 산소를 충분히 받아들이는 깊은 호흡을 해야 한다. 복식호흡이 바로 깊이 숨을 쉬는 바른 호흡법이다. 복식호흡을 하면 횡격막이 오르내리고 복근이 움직여서 장기의 기능이 원활해지고, 온몸의 혈액순환이 촉진된다. 또한 호르몬 분비가 왕성해지고, 자율신경이 균형을 이루게 된다.

깊은 호흡을 통해 마음을 편안하게 만들 수도 있다. 우리가 화가 날 때는 빠르고 얕은 호흡을 하고, 편안할 때는 느리고 깊은 호흡을 하는 것은 호흡과 마음 상태가 연결되어 있다는 말이다. 따라서 평소 깊은 호흡을 꾸준히 실천하면 마음의 안정을 찾고 면역력을 강화할 수 있다.

복식호흡을 하는 방법은 우선 척추를 바로 세우고 편한 자세로 앉거나 서서, 숨을 내쉴 때는 아랫배에 힘을 넣고 배를 쑥 넣으면서 천천히 길게 내쉬고 그 반동으로 아랫배가 불룩해지도록 숨을 들이마시면 된다. 입을 다물고 코로 숨을 쉬고, 들이마신 숨은 잠시 멈춘 채 있으면 효과적이다. 하루 종일 의식적으로 호흡하는 것은 무리겠지만, 짬짬이 연습을 하다 보면 자신도 모르는 사이에 습관이 될 것이다.

9. 바른 자세

면역력이 제 기능을 하기 위해서는 우리 몸의 척추를 비롯한 골격이 성상적인 위치에 반듯하게 있어야 한다. 우리 몸의 골격에는 근육, 신경, 혈관, 림프액, 장부가 서로 연결되어 있다. 따라서 골격이 휘어지거나 제 위치를 벗어나게 되면 몸 전체에 악영향을 주고 면역력을 저하시킨다.

우리 몸의 중심축이라고 할 수 있는 척추는 경추 7개, 흉추 12개, 요추 5개, 그 밖에 천추와 미추로 구성되어 있다. 척추가 비뚤어지면 신경의 흐름이 원활하지 못해 정상적인 생활을 하기가 힘들어질 수 있다. 척추가 바르지 못해 난치병을 얻는 사람이 의외로 많다. 자세를 바르게 유지해 몸의 기둥인 척추를 보호하는 것이 무엇보다 중요하다.

척추를 비롯해 온몸의 골격을 바르게 유지하기 위해서는 평소 바른 자세를 가져야 한다. 특히 장시간 앉아서 일하는 직장인이나 학생들은 척추에 큰 부담을 주므로 자세에 더욱 신경을 써야 한다. 앉을 때는 척추를 바로 세우고 의자 등받이에 똑바로 기댄 채 앉고, 짬짬이 일어나 기지개를 펴고 스트레칭으로 몸의 균형을 잡아 주는 것이 좋다.

앉을 때뿐 아니라 걸을 때나 누울 때도 자세를 바로 해서 척추가 휘어지지 않도록 해야 한다. 두꺼운 요나 푹신한 침대는 척추에 부담을 주므로 가능한 한 딱딱한 침구를 사용하는 것이 좋다. 니시의학에서 딱딱한 평상과 경침의 사용을 강조하는 것은 척추와 경추를 반듯하게 유지하는 것이 건강에 그만큼 중요하기 때문이다.

평소 일을 할 때도 지나치게 한 자세만 유지하지 말고 고루 움직이도록 하자. 한쪽 다리를 꼬아서 앉는 습관이나 굽 높은 구두는 척추에 부담을 주므로 피하는 것이 좋다.

10. 적정 체중

현대인에게 비만은 건강을 위협하는 큰 적이다. 적정 체중을 유지하지 않으면 인체의 신진대사는 물론이고 면역 기능 역시 원활하게 이루어지지 않아 각종 병을 부추기게 된다. 고혈압, 심장병, 중풍, 당뇨병 등 오늘날 문제가 되고 있는 성인병은 과체중이 주요 요인인 경우가 많다. 적절한 체중 관리는 고혈압의 발병률을 34%나 감소시킨다는 연구 결과도 있다.

비만 가운데 가장 해로운 것이 복부비만이다. 배가 나오면 횡격막을 압박하기 때문에 심장의 정상적 운동을 방해하고 복부에 축적된 지방이 내장 각 기관의 활동을 저하시킨다. 따라서 과체중인 사람은 무엇보다 표준 체중을 유지하려는 노력을 해야 한다. 일반적으로 표준 체중을 계산하는 공식은 '신장 – 110' 또는 '(신장 – 100) × 0.9'이다.

적정 체중을 유지하기 위해서는 소식하고, 육식이나 지방보다 생야채를 중심으로 한 식사를 하며, 꾸준히 운동하는 것이 좋다. 니시의학에서 강조하는 단식요법은 효과적으로 비만을 개선한다.

체중을 감량하기 위해 운동을 할 때는 유산소 운동과 무산소 운동을 병행해야 한다. 걷기, 조깅, 수영 등 유산소 운동은 산소 공급으로 체지방을 분해하는 역할을 한다. 단 쉬지 않고 30분 이상 계속하고, 운동의 강도는 약간 숨이 찰 정도로 해야 제대로 효과를 볼 수 있다

단거리 달리기, 팔굽혀펴기, 웨이트 트레이닝 등 무산소 운동은 우리 몸의 근육을 키워 주는 역할을 한다. 우리가 섭취한 음식물을 분해하는 것은 근육이므로 무산소 운동을 통해 근육을 키워야 신진대사가 원활해지고, 여분의 칼로리가 지방으로 축적되는 것을 막을 수 있다. 근육을

키우면 몸무게가 늘 수도 있다. 그러나 체지방이 줄기 때문에 허리둘레는 줄어든다. 가장 문제가 되는 복부비만을 해결할 수 있다. 따라서 비만 해결을 위해 운동을 할 때는, 체지방을 줄이는 유산소 운동과 근육을 키우는 무산소 운동을 병행하는 것이 좋다.

11. 바른 목욕

요즘 사람들은 대개 육체 활동보다 정신 활동을 많이 하고, 온갖 스트레스에 시달리다 보니 몸이 경직되어 있는 경우가 많다. 몸이 경직되어 있으면 혈액순환이 잘 안되고, 이런 상태가 계속되면 면역기능이 약해진다. 이럴 때 적절히 목욕을 하면 몸과 마음을 이완시켜 면역력의 저하를 막을 수 있다.

일반적으로 목욕은 노폐물을 배출하고, 수분을 공급하며, 혈액순환을 촉진하고, 근육의 긴장과 스트레스를 풀어 주는 역할을 한다. 또한 피부 호흡 등 피부가 제 역할을 충분히 할 수 있게 돕고, 혈액순환이 원활해져 몸이 따뜻해지고 면역 기능도 강화된다.

일반적으로 목욕은 지나치게 뜨겁지 않고 적당히 따뜻한 물(38~40도)이 좋다. 지나치게 뜨거운 물(42도 이상)은 활동신경인 교감신경을 작용하게 해 혈압과 심장박동 수를 급격하게 상승시키고, 흥분 호르몬인 아드레날린을 분비시킨다. 따라서 뜨거운 물에서 하는 장시간의 목욕은 피하는 것이 좋다. 목욕 전이나 후에는 충분히 물을 마시도록 한다.

목욕의 효과는 좋은 물에서 하면 더욱 높아진다. 천연 미네랄이 풍부한 온천 목욕은 면역력 강화에 도움이 된다. 냉온욕, 반신욕, 족욕 등 다양한 목욕 건강법 가운데 자신에게 맞는 것을 선택해 실천하는 것이 좋다. 니시의학에서 강조하는 냉온욕은 냉탕과 온탕을 1분 간격으로 번갈아 들어가 혈액순환을 촉진하고 면역력을 강화하는 목욕법으로, 단기간에 뛰어난 건강 증진 효과를 발휘한다. 반신욕은 38~40도 정도의 약간 따뜻한 물에 10분 이상 명치 아랫부분을, 족욕은 42~44도 정도의 따뜻한 물에 15분 정도 두 발을 담그는 목욕법이다. 몸에 냉기가 쌓여 있거나 심신의 스트레스가 심할 때 목욕을 하면, 피로를 풀고 혈액순환을 원활히 해서 면역 기능을 활성화시킬 수 있다.

12. 취미 활동

사람은 하기 싫은 일을 억지로 할 때 스트레스가 쌓이면서 면역력이 떨어진다. 반면 좋아하는 일을 할 때는 면역력이 올라간다. 즐거운 마음으로 하는 활동은 설령 좀 힘이 드는 일이라 해도 몸에 부담을 주지 않는다. 정신적인 만족으로 기분 좋은 피로감을 느끼게 해 숙면을 취하는 데 도움을 주기도 한다. 따라서 하고 싶은 일을 하면서 사는 것이 면역력을 강화하는 비결이라고 할 수 있다.

평소 자신의 일을 좋아하고 인생을 즐기는 자세를 갖는다면, 우리 몸의 면역력은 자연스럽게 높아질 것이다. 책임이 따르는 직업적 일을 마냥 즐겁게 받아들일 수 없다면, 신나게 할 수 있는 취미 활동을 찾아보자. 음악 감상, 애완동물 기르기, 가정 원예, 미술, 댄스 등 자신이 좋아하는 취미 활동에 몰두하다 보면 저절로 면역력이 강화된다.

세계의 장수촌에 사는 노인들은 대부분 고령에도 불구하고 적당히 노동을 하고, 노래를 부르거나 춤을 추는 등 인생을 즐겁게 사는 나름의 비결을 갖고 있다고 한다. 즐겁게 몰입할 수 있는 대상을 만드는 것이 건강한 삶에서 큰 역할을 한다는 의미일 것이다. 건강한 취미 활동을 통해 면역 기능을 강화해 보자.

13. 자연 친화적인 생활

우리가 환경 공해에 시달리고 온갖 난치병으로 고통받기 시작한 것은 자연과 멀어지면서부터이다. 그래서 독일의 문호 괴테(Johann Wolfgan von Goethe)는 "인간이 자연과 멀수록 병은 가까워지고, 자연과 가까울수록 병은 멀어진다"고 했다.

인간이 자연 속에서 자연의 일부로 살았던 시절에는 면역계를 공격하는 유해물질이 요즘처럼 많지 않았고, 면역 기능 역시 제 기능을 다했을 것이다. 이와 같은 사실을 깨달으면서 요즘은 자연과 더불어 사는 자연 지향적인 삶이 강조되고 있고, 자연의 힘을 빌려 병을 치료하는 자연의학이 주목받고 있다. 문명과 공해로 병든 세상을 이겨 낼 대안은 바로 자연의 곁으로 돌아가는 것이다.

자연의 일부인 인간은 자연을 떠나서는 존재할 수 없고, 자연의 순리를 역행해서는 건강을 기대할 수 없다. 반자연적인 생활이야말로 인간의 치유의 힘을 무력하게 만드는 근본적인 원인이다. 공해물질을 펑펑 쏟아 내고, 반자연적인 식품을 먹고, 문명의 이기만을 좇으며 자연과의 공존을 거부해서는 결코 건강해질 수 없다. 인간과 자연은 공동운명체이다. 자연 친화적인 생활이 우리의 건강을 지키는 최고의 건강법이다.

깨끗한 햇빛과 맑은 물, 신선한 공기, 울창한 숲과 나무, 살아 있는 흙 등 우리가 삶터에서 밀어낸 자연을 다시 찾아야 한다. 환경 공해로 생존의 위기에 직면한 인류가 풀어야 할 가장 큰 숙제는 바로 자연과 조화롭게 공존하는 세상을 만드는 것이다. 자연 친화적인 환경을 만들 때 비로소 우리의 건강지수도 높아질 것이다. 자연과 어우러져, 자연의 순리를 따르며, 자연스럽게 사는 것이야말로 면역력을 강화하는 지름길이며, 가장 미래 지향적인 생활의학이 될 것이다.

14. 긍정적인 마음

의식주 전반에서 면역력을 높이는 생활을 실천하더라도, 마음이 병들어 있으면 몸의 병을 부르게 된다. 분노, 좌절 등의 부정적인 마음이 만들어 내는 병적인 에너지가 면역력을 무력화시키기 때문이다.

지나치게 화를 내는 등 감정의 변화가 극심할 때는 인체의 혈액, 침, 숨 등이 화학 작용으로 변하게 된다. 혈액은 산성화되고, 침에는 유해

독소가 형성된다. 화를 낼 때 내쉬는 숨을 농축시킨 액을 실험용 쥐에게 주사하자 즉사할 만큼 해로운 독소가 다량 함유되어 있다는 연구 결과도 있다. 또한 한 사람이 한 시간 동안 계속 화를 내고 있으면 80명을 죽일 만큼의 독이 생성된다는 보고도 있다. 부정적인 마음을 밀어내고 긍정적인 마음을 갖는 것이야말로 면역력 강화의 으뜸 조건이다.

긍정적인 마음을 갖기 위해서는 우선 자신을 믿고 긍정적인 이미지를 심는 것이 중요하다. 자신을 위로하고 격려하면서 '모든 일이 잘 될 것'이라는 긍정적인 메시지를 계속 불어넣으면 무의식적으로 영향을 받게 된다. 긍정적인 생각을 이미지화해서 병을 물리치는 이미지 요법은 난치병 치료에도 쓰일 만큼 그 효과가 입증되고 있다.

자주 웃는 것도 긍정적인 마음을 갖는 데 효과적이다. 뇌 운동 가운데 가장 좋은 운동으로 꼽히는 웃음은 스트레스 호르몬을 줄이고, 심혈관 기능을 강화해 혈액순환을 돕고, 내장과 근육 등이 운동한 효과를 낸다. 특히 웃음은 면역 기능을 강화해 난치병 치료에 효과가 있다는 사실이 입증되면서 웃음요법이 임상에서 쓰이고 있기도 하다.

평소 의식적으로 자주 웃는 연습을 해보자. '행복해서 웃기보다는, 웃다 보면 행복해지는 것이 삶'이라는 것을 깨닫게 될 것이다.

즐겁고 감사한 마음으로 가족과 친지들에게 사랑하는 마음을 전하자. 그리고 긍정적인 생각을 가진 사람들과 자주 어울리고, 지나친 집착과 욕심을 버리면 마음이 건강해지고 더불어 면역 기능도 강화될 것이다.

나만이 나를 치유한다

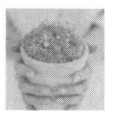병은 내 삶의 결과이다. 내가 어떻게 사느냐에 따라 병이 만들어지고, 또 생겨난 병이 사라지기도 한다. 결국 내 의지와 생활 태도에 건강이 달려 있다는 말이다. 병든 나를 치유해 줄 수 있는 것은 '의사'가 아니라 바로 '나' 자신이고, '의학'이 아니라 병을 부르는 '생활'을 바로잡는 것이 근본적인 치유법이라는 사실을 잊지 말자.

그동안 우리는 현대의학에 기대어 의지와 권리를 상실해 왔다. 이제 건강에 대한 주체성을 당당히 되찾아야 할 때이다. 의료 주체인 우리 모두가 자기 몸의 주인이 되어야 한다. 자신의 몸에 대해 제대로 알고, 몸의 병리 현상을 이해하고, 건강을 되찾는 방법을 하나씩 터득해 갈 때 자기 존재에 대한 궁극적이고 주체적인 책임을 다하는 것이다.

평소 생활 속에서 자신의 몸에 관심을 갖고 변화에 주의를 기울인다면, 발병의 징후를 감지할 수 있다. 오늘날 문제가 되는 만성병은 하루아침에 생기는 것이 아니라, 우리 몸속에서 서서히 자라다가 발병하기 전에 이상 신호를 보낸다.

이를테면 '피곤하다'는 것은 활동을 그만두고 쉬고 싶다는 것이고, '설사'는 상한 식품처럼 잘못된 음식물을 밖으로 밀어내는 것이며, '구역질'은 음식을 위에 넣고 싶지 않다는 몸의 신호이다. 이런 우리 몸의 요구를 충족시켜 주는 것이 건강을 지키는 지름길이다.

그러나 대부분의 사람들은 자신의 몸의 소리를 무시하고 지낸다. 그러면서 병을 키우고 있다. 예방보다 좋은 의학은 없다. 아무런 신호를 보내지 않고 갑자기 나타나는 병은 없다. 평소 자신의 몸의 소리에 귀기울이면서 생활을 점검해 가면, 건강을 지키고 질병을 예방할 수 있다.

질병을 치유할 힘은 바로 자신에게 있다. 현대의학이 '불치' 선고를 내린다 해도 동요할 필요가 없다. 의학의 한계를 세상의 한계로 받아들이는 것은, 건강에 대한 주체성을 포기하는 어리석은 자세이다. 모든 병은 회복될 가능성이 있으며, 그 열쇠를 쥐고 있는 사람은 바로 자기 자신이다.

병원에서 포기한 말기 암 환자의 완치, 불치병으로 알려진 에이즈 환자의 자연 치유, 긍정적인 마음이 낳은 중증 아토피의 완치 등 의학적으로 설명할 수 없는 기적 같은 치료 사례는 얼마든지 있다. 이런 기적은 환자 자신이 만드는 것이다. 병에 대한 환자의 의지는 의학의 힘을 능가

하는 결과를 낳는다.

　사람의 의지와 마음은 병의 결과에 큰 영향을 미친다. 마음 자세를 어떻게 갖느냐에 따라 우리 몸의 호르몬 분비가 달라지고, 순환 기능이 달라지며, 면역 기능에 엄청난 영향을 미친다. 의식의 힘은 인체에 생화학적인 변화를 일으키고, 면역력을 강화해 병을 내부로부터 치유할 수 있게 한다. 그 불가사의한 마음의 힘을 현대과학이 제대로 이해하지 못하는 것뿐이지, 실제로 엄연히 일어나고 있는 현상이다.

　말기 암이라는 진단을 받고도, 진심으로 마음을 비우고 생각을 긍정적으로 바꾸어 암이 사라진 '자연 퇴축' 현상도 드물지 않게 보고되고 있다. '내 안에 나를 치유할 힘이 반드시 있다'는 분명한 자각과 진심 어린 믿음이 있을 때 놀라운 치유 결과를 얻을 수 있다.

　어떤 불치병도 포기하지 말고 희망을 갖자. 자신에게는 어떤 병도 이겨 낼 힘이 내재되어 있다는 사실을 굳게 믿고 희망을 버리지 않는다면 병마의 고통에서 벗어날 수 있다. 내 인생을 구제할 수 있는 것은 오직 나 자신이듯, 나만이 나를 치유할 수 있다.

맺는 글

세상의 모든 의학이
손을 잡고 상생하기를

　원고를 마무리하고 보니 상당히 도전적이고 비판적인 글이 되었다. 나는 타고난 천성이 그다지 진보적이지도, 비판적이지도 않다. 세상을 바꾸어 보겠다는 웅대한 꿈은 품어 본 적이 없는 '평범한' 의사이다. 그저 내가 배운 의술로 아픈 사람들을 고쳐 주면서 직업적 보람을 느끼고 싶었고, 존경까지는 아니더라도 사람들에게 필요한 사람으로 존재 가치를 인정받으면서 살고 싶었다.

　그러나 이 소박한 꿈이 얼마나 현실적으로 이루기 힘든지를 깨닫게 되면서 나는 변했다. 열정을 다해 공부한 전공 의학의 한계와 모순을 느끼면서, 과잉 진료나 방어 진료로 황폐해져 가는 의료 현실을 만나면서, 의사를 부도덕한 계층으로만 보는 환자들의 따가운 시선을 느끼면서 변하지 않을 수 없었다.

　내가 변했듯이, 현대의학 역시 변해야 한다. 이미 현대의학이 생겨난 서구의 중심에서부터 그 신화는 무너지고 있고, 반성과 함께 더 나은 대안을 찾기 위한 움직임이 활발히 전개되고 있다. 미국에서는 임상 진료를 받는 환자의 40% 이상이 현대의학 대신 자연요법을 중심으로 한 대안의학을 이용하고 있다.

　유럽 역시 자연의학 병원이 빠르게 늘고 있고, 독일에서는 현대의학자의 90%가 자연의학을 병행하고 있다. 치료의 효과가 있는 모든 의학이 마음을 열고 손을 잡아 이른바 통합의학을 지향하고 있다. '질병 치유'라는 공동의 목표를 위해 효율을 극대화하는 것이 의학적 본분을 다하는 것임을 알기 때문이다.

  그러나 아직도 우리 사회는 세상의 변화에 둔감하다. 사람들은 여전히 현대의학을 맹신한 채 병원과 약의 노예가 되기를 자초하고 있고, 의사들 역시 편견의 굴레에 갇혀 더 넓은 세상을 보지 못하고 있다. 다른 생각과 다른 길을 전혀 인정하지 않았던 젊은 시절 내가 그랬던 것처럼.

  오늘날 현대의학은 과연 질병의 고통을 얼마나 덜어 주고 있는가? 의학적 가치를 평가하는 절대적 잣대이자, 치료의 성공과 실패를 판단하는 유일한 기준인 이 물음에 대해 진지하게 생각해야 할 것이다. 현대의학은 자기 한계를 겸허하고 진솔하게 인정하고, 발전의 방향을 재정비해야만 한다. 진정한 자각과 개혁을 통해 변화를 시도할 때, 주류 의학의 위상을 지키고 신뢰를 회복할 수 있을 것이다.

  오늘날 현대의학은 그 한계와 모순으로 우리에게 크나큰 실망을 주었지만, 그럼에도 불구하고 나는 현대의학의 끈을 완전히 놓지 않고 있다. 현대의학이 이룩한 성과까지 모두 무의미하다고 여기지 않기 때문이다.

지금 이 순간에도 현대의학은 교통사고를 당하고 응급실로 실려 오는 수많은 사람들을 죽음의 문턱에서 구해 내고 있고, 생과 사의 갈림길에 선 급성질환자에게 도움을 주고 있으며, 선천적 장애로 삶을 포기한 어린 생명들에게 예전에 꿈꾸지 못한 새로운 삶을 열어 주고 있다. 그리고 상업주의가 만연한 의료 환경 속에서도 묵묵히 직업적 소명을 다하는 의사들도 있다. 이런 가치마저 모두 무의미하다고 할 수는 없을 것이다.

젊은 시절 한때 나는 '내가 많은 것을 알고 있다'고 생각한 적이 있었다. 그러나 나이가 들수록 느끼는 건 '내가 아주 많은 것을 모르고 있다'는 것이다. 의사라는 직업이 부여하는 직업적인 한계로 고민하면서 나는 새로운 길을 찾게 되었고, 그러면서 새로운 세상을 만나고 배울 수 있었다.

앞으로도 의사로 사는 한, 나는 직업적인 한계로 절망과 고뇌를 거듭할 것이다. 그러나 나는 안다. 그 고뇌가 더 나은 대안을 찾게 할 힘이 될 것이라는 것을.

2007년 12월

김 진 목

참고문헌

- 『나는 현대의학을 믿지 않는다』, 로버트 S 멘델존 지음, 남점순 옮김, 박문일 감수, 2000년, 문예출판사
- 『여자들이 의사의 부당 의료에 속고 있다』, 로버트 S 멘델존 지음, 전세미 옮김, 2003년, 문예출판사
- 『없는 병도 만든다』, 외르크 블레흐 지음, 배진아 옮김, 2004년, 생각의 나무
- 『병원이 병을 만든다』, 이반 일리히 지음, 박홍규 옮김, 2004년, 도서출판 미토
- 『어느 의사의 고백』, 알프레드 토버 지음, 김숙진 옮김, 2003년, 지호
- 『현대의학의 위기』, 멜빈 코너 지음, 소의영 외 옮김, 2001년, 사이언스북스
- 『나는 고백한다, 현대의학을』, 아툴 가완디 지음, 김미화 옮김, 2003년, 소소
- 『고통받는 환자와 인간에게서 멀어진 의사를 의하여』, 에릭 J. 카셀 지음, 강신익 옮김, 2002년, 코기토
- 『히포크라테스는 죽었다』, 시바다 지로 지음, 김명순 옮김, 1994년, 퀘이사
- 『의료! 이렇게 개혁합시다』, 인도주의실천의사협의회 지음, 1994년, 생활지혜사
- 『수술은 성공했으나 환자는 죽었다』, 이근팔 지음, 1997년, 양진문화사
- 『죽을 확률』, 장수건강연구회 지음, 박혜정 옮김, 2005년, 홍익출판사
- 『침묵하는 의사, 절규하는 환자』, 김승열 지음, 2003년, IPI 커뮤니케이션즈
- 『의사가 못 고치는 환자는 어떻게 하나?』, 황종국 지음, 2005년, 우리문화
- 『암과 싸우지 마라』, 곤도 마코토 지음, 노영민 옮김, 1996년, 한송
- 『오늘부터 나도 암 환자입니다』, 이나츠키 아키라 지음, 박선무 옮김, 2003년, 소소
- 『의사와 약에 속지 않는 법』, 미요시 모토하루 지음, 박재현 옮김, 2006년, 랜덤하우스중앙
- 『똑똑한 환자』, 도이 가즈스케 지음, 안수경 옮김, 2005년, 사과나무
- 『약이 사람을 죽인다』, 레이 스트랜드 지음, 이명신 옮김, 박태균 감수, 2007년, 웅진리빙하우스

- 『약이 병을 만든다』, 이송미 지음, 2007년, 소담출판사
- 『뇌내혁명』, 하루야마 시게오 지음, 심정인 옮김, 1999년, 사람과 책
- 『쾌면력』, 시노하라 요시토시 지음, 김경희 옮김, 1994년, 사람과 책
- 『자연치유』, 앤드류 와일 지음, 김옥분 옮김, 1996년, 정신세계사
- 『자연치유력』, 이성재 지음, 2005년, 랜덤하우스중앙
- 『자연치료의학』, 오홍근 지음, 2003년, 정한헬스북
- 『자연의학의 기초』, 모리시타 게이이치 지음, 기준성 감수, 2003년, 태웅출판사
- 『왜 지금 통합의료인가』, 아쓰미 가즈히코 지음, 이성재 감수, 2005년, 홍익재
- 『보완대체의학』, 대한보완대체의학회 지음, 2004년, 이한출판사
- 『새로운 의학, 새로운 삶』, 오홍근 외 지음, 2000년, 창작과 비평사
- 『생활 속의 의학』, 이방헌 외 지음, 2003년, 한양대학교 출판부
- 『노화와 성인병은 반드시 늦출 수 있다』, 김항선 지음, 2004년, 문무사
- 『내 몸이 의사다』, 전세일 지음, 2006년, 넥서스
- 『민족생활의학』, 장두석 지음, 1999년, 정신세계사
- 『기적의 니시 건강법』, 와타나베 쇼 지음, 강호걸 옮김, 2003년, 태웅출판사
- 『면역혁명』, 아보 도오루 지음, 이정환 옮김, 2003년, 부광출판사
- 『면역처방 101』, 아보 도오루 지음, 황소연 옮김, 2007년, 전나무숲
- 『便秘』, 西勝造 지음, 西勝造 著作集 第7卷, 1983년, 柏樹社
- *Physiologie de la Circulation du Sang*, Henri Hermann 지음, 1952년
- *Man, the Unknown*, 알렉시스 카렐 지음, 1936년

기획 및 원고 정리 _ 이송미

잡지사 기자를 거쳐 건강 전문작가로 일하는 그녀는 오랜 세월 어머니를 간병해 온 환자 보호자다. 이 땅의 많은 환자 가족들이 그렇듯이, 바른 의료 정보가 없어 막막한 세월을 보냈다. 그러면서 온전히 의료 소비자 입장에서 바르고 요긴한 정보를 전하는 건강서 시리즈를 기획하게 되었다. '똑똑한 헬스북' 시리즈는 그렇게 태어났다. 환우들이 겪는 소외와 불편을 덜어 주고 싶은 동병상련의 마음을 담아!

의사가 된 후에야 알게 된
위험한 의학 현명한 치료

초판 1쇄 발행 | 2007년 12월 20일
초판 9쇄 발행 | 2020년 1월 10일

지은이	김진목
펴낸이	강효림
기 획	이송미
편 집	이용주 · 민형우
디자인	채지연
마케팅	김용우
종 이	한서지업(주)
인 쇄	한영문화사
펴낸곳	도서출판 전나무숲 檜林
출판등록	1994년 7월 15일 · 제10-1008호
주 소	03961 서울시 마포구 밤울내로 75, 2층
전 화	02-322-7128
팩 스	02-325-0944
홈페이지	www.firforest.co.kr
이메일	forestfirforest@co.kr

ISBN 978-89-91373-21-1(14510)
　　　978-89-91373-20-4(세트)

* 책값은 뒷표지에 있습니다.
* 이 책에 실린 글과 사진의 무단 전재와 무단 복제를 금합니다.
* 잘못된 책은 구입하신 서점에서 바꿔드립니다.